JN078587

「いのち」には、長さだけでなく、大きさと重さがある！

NAKANO
Shigeyuki

中野重行

MP Select

序に代えて

わが国は世界に誇る長寿国になりました。最近（二〇一七年）のデータによると、日本人の平均寿命は女性が八七歳、男性が八一歳です。一〇〇歳を迎えた百寿者の数は、七万人を超えたと報告されています。私が医学部を卒業する頃、つまり約半世紀余り前には、百寿者の数は一五〇人ほどでしたので、医療の進歩と生活環境の整備などにより、驚異的な勢いで高齢化が進んだことになります。

医療や介護に依存しないで、自立して日常生活を送れる期間を「健康寿命」といいますが、平均寿命との間には、男女とも約一〇歳近い開きがあります。医療費や介護の負担軽減の面からも、健康寿命を延ばしていくことが、これからの課題になっています。

この世での私たちの命には、終わりが必ずあります。しかも、命は一回限りのものです。この厳然たる事実に向き合うとき、自分の命を大切にしたいという気持ちが心の底から湧いてきます。

命には長さがあり、平均寿命や健康寿命のように、客観的に測ることができます。しかし、漢字の「命」を平仮名書きの「いのち」に書き換えてみると、広がりと深まりが感じられるようになります。「いのち」の「幅」は、「何をどのように感じるか」「何をどのように考えるか」という思考や感性の働きによって生まれます。

「いのち」の「高さ」は、感じたことや考えたことを行動に移すときに生まれます。人は、行動に移して初めて、自分の思いや考えが他の人に伝わり、評価されるようになります。「いのち」の「深さ」は、自分自身の心の奥を見つめる時間を持ち、内面を深く掘り下げる内省により生まれます。さらに、「いのち」の「長さ」や「幅」、「高さ」、「深さ」から、「いのち」の「体積」と「いのち」の「大きさ」というイメージが生まれます。そして生きる姿勢や人生の味わい方で、「いのち」の「密度」が高められます。これは「いのち」の「重さ」と言い換えることができるように思います。

人生を山登りに例えると、山頂を目指してがむしゃらに登るような感じの若い頃は、「いのち」の「体積」や「大きさ」を大きくするのに適した時期です。下山する時期にあたるシニアや闘病生活を余儀なくされるときは、「いのち」の「密度」や「重さ」を充実させるのに向いています。

重要なことは、明確なイメージを心に描いて、生きていくということです。しっかりとしたイメージがあると、目標を達成しやすくなります。「いのち」に単なる「長さ」だけでなく、「体積」や「大きさ」、「密度」や「重さ」というイメージを持ち込むことができると、人生をより豊かにするのに役立つように思うのです。

「親からもらった命」という言葉が、世間ではよく使われています。しかし、私は「天から一時的にお預かりしている『いのち』」と感じています。お預かりしているのですから、精いっぱい大切に使って、天寿を全うして、その時が来たら、そっと天にお返ししたいと願っています。

このような意味を込めて、皆さまにお薦めしたいコンセプトを、本書のタイトルとし採用しました。

本書は、「こころ、からだ、いのち」と題して、『Clinical Research Professionals（クリニカルリサーチ・プロフェッショナルズ）』誌上に、二〇〇八年より連載してきたエッセイを書籍化したものです。連載の回数が六〇回を超えましたので、「いのち」に関連したものを中心にして、さらには、「健康」「医療」「CRC」「臨床試験」に関連したものを含めて、三〇回分を一冊にまとめて書籍化することにしました。

各回の記事は、独立して書かれたものです。関連のありそうな記事や、同じカテゴリーに入れてもよさそうな記事をまとめて、章立てをしています。したがって、気の向くままに、どこから読んでいただいてもよいと思います。

最後になりましたが、本書の出版にあたり、一方ならぬご尽力をいただいた株式会社メディカル・パブリケーションズの吉田明信氏に、心より感謝申し上げます。

令和二年新春

自然に恵まれた豊の国 大分にて

中野 重行

「いのち」には、
長さだけでなく、
大きさと重さがある！

目次

第1章　「いのち」には長さだけでなく、幅・高さ・深さ・大きさ・密度・重さがある

第2章 健康について考える：健康リテラシーを高める！

第3章 医療におけるサイエンスとアート

第1章

「いのち」には長さだけでなく、幅・高さ・深さ・大きさ・密度・重さがある

「いのち」の旅

「いのち」を維持するための「正倉院方式」と「伊勢神宮方式」

系統発生の視点から見た「いのち」

わが国は、いまや世界随一の長寿国になりました。「平均寿命」だけでなく、他人の世話にならずとも自立して生きていけるという「健康寿命」も延び続けています。昔でいえば定年退職後の、いわば「余生」として過ごしていた時期が長くなったのです。これからは、人生百歳を迎えることを視野に入れて、単なる「余生」ではない生き方を求めて、自分の人生設計をしながら生きていく時代が来たのです。

本稿では、「いのち」について考えてみたいと思います。私は、しばしば好んで「いのち」と平仮名表記にしています。「命」や「生命」のように漢字表記にしたときには想像できないような、広がりと深さを「いのち」という言葉から感じることができるからです。

私たちは「いのち」の長さを測ることはできます。しかも、異論の出ない客観的な数値として表示することができます。サイエンスや医学の世界では、客観的な所見が重視されますので、「いのち」については長さが使われる機会が多いのは当然のことです。

しかし、「いのち」には幅や深さもあります。「いのち」の幅や深さなどは、主観的なものなので、誰もが納得できる数値として測定することはできません。それにもかかわらず、私たちは人の「いのち」の幅や深さを感じることはできます。というか、「いのち」の幅や深さなどは、測定できないので、感じることしかできないと言ったほうがよいかもしれません。

冒頭に書いた「平均寿命」や「健康寿命」というときの「寿命」は、「生命」の長さ、つまり個体としての寿命を指しています。個体の年齢は、母親の腹を痛めてこの世に誕生してからの期間をカウントしたものです。個体発生をしてからの期間を数えているのです。

しかし、系統発生の視座に立つと、「いのち」の灯は、私たちがこの世に個体として誕生する遥か昔からずっと引き継がれて、今日に至っています。地球上に生命が誕生して以来、私たちの「いのち」はとても長い旅をして現在に至っていることになります。

四六億年前に地球が誕生しました。その地球上に、生命が誕生したのが三八億年前とされています。七〇〇万~六〇〇万年前に直立二足歩行をするようになり、二〇万年前に現在の人であるホモ・サピエンスが出現しました。アフリカ中央部での出来事です。その後、ホモ・サピエンスは世界中に拡散していき、日本列島にまで進出したのが三万八〇〇〇年前とされています。

つまり系統発生の立場に立つと、私たちの年齢は、誰でも例外なく三八億年余り、ということになります。身体的、精神的、文化的、社会的に、遥か昔からの祖先の遺産を引き継ぎながら、私たちはいまを生きているのです。

心身の健康に役立つ方法

奈良に正倉院という国宝があります。奈良時代に造られた世界最古の木造建造物で、ユネスコの世界文化遺産にもなっています。木造ですので時間の経過に伴って傷みますが、傷んだところは修理を繰り返しながら、現在の姿を保持しています。私たちの身体についても、この「正倉院方式」が採用されています。医療という名の下に、正倉院と同様のことを行っているのです。

この世での「いのち」、つまり「命」には例外なく限りがあります。この世に生きている「生きとし生けるもの」すべてにとって、このことは厳然たる事実です。この世での「いのち」に限りがあること、いつ終わりが来るかわからないといった事実から目をそらすことなく、直視して生きるとき、私たちはこの「いのち」を精一杯大切に使いたいという気持ちが、こころの奥底から溢れ出てきます。

がんになったが幸い生き残っている「がんサバイバー」の方や、いろいろなことで命を落としそうになって一命を取り留めたという体験をした人たちが、その後「いのち」の大切さに目覚めたかのように充実した日々を生きるようになった姿を見るたびに、このような感じを深く抱きます。

正倉院とは対照的なスタイルの木造建造物に、天照大御神を祀った伊勢神宮という神社があります。伊勢神宮は、二〇年ごとに同じ建造物を建て替えながら、現在に至っています。このようにして、伊勢神宮としての姿を長年にわたって維持しているのです。私たちの「いのち」は、正倉院方式とは違った「伊勢神宮方式」を採用して、世代を超えて「いのち」の灯を引き継いでいる、と考えることができます。

言語、知識、科学技術、文化などは、「伊勢神宮方式」を採用して、先祖代々、子々孫々まで引き継いでいるわけです。いわば延々と、身体を更新しながら、あるいは進化させながら、「いのちの旅」を続けている、と理解するのが良いのではないでしょうか。

私は「第三の人生」における活動の一つとして、一般市民を対象にした健康に関する公開講座を開催しています。医学の世界が蓄積してきた健康法についての知恵を、市民の方々と一緒に学ぶ時間を共有しているのです。私たちの心身の健康に役立つ方法には、共通点がいくつかあるように思います。それは、現代人であるホモ・サピエンスとしての特徴を意識して大切に使い続けるということなのです。

ホモ・サピエンスとしての現代人の特徴は、直立二足歩行をするようになり、遠くまで食料を求めて動けるようになりました。両手が自由に使えるようになったおかげで脳が発達し、言葉を発明して使用し、考えたり、感じたりできるようになったこと。他者と協力したり、一緒に笑うことができる、などといった点です。また、私たちは、食料が乏しく、厳しい環境の中を生き延びてきた人たちの子孫であるという点です。

そのため、よく歩くこと（運動）、よく手を使うこと、言葉を使う機会を持つこと（他者と話す・聴く・読む・書く時間を持つ）、考える・感じる時間を大切にすること、他者とのコミュニケーションの時間を持つこと、笑う時間を持つこと、バランスの取れたほど良い量の食事、バランスとリズムのある生活、などが私たちの健康に良いのです。

最後に、限られた「いのち」を表現した、私の大好きな句を記しておきます。

『散る桜　残る桜も　散る桜』

江戸時代の僧侶で、歌人でもあった良寛和尚の辞世の句です。

なぜ、「こころ、からだ、いのち」なのか？

人間にとって、したがって医療にとっても、とても大切なこと

ごく自然に誕生した連載タイトル

本書を編むきっかけとなった連載のタイトルは『こころ、からだ、いのち』です。『こころ、からだ、いのち』と題することにした経緯については、いつか、どこかで書き留めておきたいと思っていました。執筆依頼を受けたタイトルは、真正面から「創薬」に関連したタイトルでした。しかし、そのときの自分の気持ちを優先させていただいたため、それとは全く異なったタイトルを私から提案することになったのです。

端的に言ってしまえば、当時、私の頭の中でとても大切にしていたキーワードをただ並べてみただけなのです。まず、キーワードになりそうな言葉を思い浮かべて、それを三つ

に絞り込み、さらに自分が落ち着く順序に並べてみたのです。この作業を行うのには、さほど時間は要しませんでした。ごく自然に誕生したのです。

大切なキーワードというだけでなく、たぶん、私の心の底には、このようなタイトルにしておけば、そのときどきに、徒然なるがまま、何を書いてもよいのではないか、という下心も働いていたのだと思います。つまり、構えて連載を始めると、原稿締め切りのプレッシャーなどが生まれても困るので、タイトルは幅広いものにしておきたかったのかもしれません。

このようにして何を書いてもよいという気楽さを確保したのですが、「こころ」「からだ」「いのち」というキーワードは、いずれも人間にとってとても大切な概念の言葉です。人間にとって大切とは、つまり「医療」の中でも私たちが大切にしなければならないということでもあるのです。本来、医療は「こころ、からだ、いのち」を守るためにある、と言ってもよいと思います。

「こころ」と「からだ」は一つ

昔の人は、「こころ」は心臓、腹部、あるいは胸部にあると考えていました。わが国には、

「はらを割って話し合う」「はら黒い」「はらが座っている」など、「こころ」がお腹にあると思っていた人が多かった名残りの言葉がたくさんあります。

現在では、「こころ」は脳神経細胞の作るネットワークが生み出す働きだと、多くの人たちは理解しています。約三八億年前、生命が地球上に誕生して、約七〇〇万年前にヒトとサルが分岐し、その後現在の人間にまで進化するという長い過程の中で、神経系や脳が生まれ、脳が他の哺乳類と比較できないほど大きくなってきました。脳の中でも、特に大脳皮質の前頭葉が発達し、情動と密接に関連した大脳辺縁系との間でネットワークを形成し、その機能として「こころ」が生まれたものと考えられています。

「こころ」は抽象的な概念ですが、人間の精神作用そのものや精神作用のもとになるもの、知識、感情、意志、気持ち、思惑、思いやり、情けなどを含み、私たちが何かを語る際には、文脈に応じて多義的に使われている言葉です。また、「こころ」とは、人を人らしく振る舞わせることを可能にしているものだともいえると思います。

『こころ』と題する夏目漱石の長編小説があります。学生時代に読んで、「こころ」について深く考えさせられた小説です。友情と恋愛の板ばさみになりながら、友人よりも恋人を取ったために、心の深いところに生まれた葛藤と罪悪感を抱きながら生きて行くことになった主人公の「こころ」が、主題になっています。「こころ」が深く掘り下げられ、最後には主人公の遺書という形で語られています。『こころ』は、いまから一〇〇年ほど前の一九一四年(大正時代の初め)に、『朝日新聞』紙上に連載されました。

「こころ」は、約四〇兆個の細胞からなる私たちの「からだ」の一部である「脳」の機能として生まれます。「こころ」は「脳」という「からだ」なくしては生まれません。古来、「こころ」と「からだ」は一つであって、分離できないものとされてきました。しかし、一七世紀のフランスの哲学者であり、「我思う、ゆえに我あり!」という名言を残したことで有名なルネ・デカルト(一五九六〜一六五〇)が、「こころ」と「からだ」を完全に分離する「心身二元論」を展開しました。

以来、サイエンスの方法論に馴染む「からだ」に関する医学研究は飛躍的に進んだのですが、サイエンスの土俵に乗りにくい「こころ」に関する医学研究は、「こころ」をまともに取り扱う臨床心理学の領域は別にしても、遅れを取る結果となってしまいました。

つまり、目に見えるもの、測定できるもの、を客観的に捉えることにより「からだ」に関する医学研究は進んだのですが、目に見えにくい、測定しにくい、本来主観的な現象である「こころ」に関する医学研究のほうは、遅れを取ってしまったのです。

医療の世界で「こころ」が置き去りにされ勝ちになる傾向は、歴史的な必然でもあったのでしょうが、その反省として、「こころ」と「からだ」の関係を明らかにする学問領域である「心身医学」「心療内科」や、患者に対して全人的にアプローチする「統合医療」が二〇世紀の後半に誕生してきました。

「こころ」と「からだ」を別々に取り上げるのは、医学研究を進めていく際の便宜上の手段ではあっても、本来、患者さんの心身は密接に関連し合っているので、医療の中で「こころ」と「からだ」を分離させて対処することには無理があるのです。国民の多くの方々が望んでいる「安心と満足のできる医療」を実践しようとする際には、「こころ」と「からだ」の両面からのアプローチが必須となります。

生きとし生けるものの源となる「いのち」

さて、最後の「いのち」です。「いのち」がなければ、「からだ」も「こころ」も存在することができません。「いのち」は、人をはじめとして、生きとし生けるものの源となる力です。

「いのち」の「い」は、「生く」「息吹く」の「い」であり、「息」を意味してるといわれています。「ち」は「霊（ち）」を意味しています。つまり、私たちが生存している根源となる霊力（あるいはエネルギー）を意味しているというわけです。したがって、「いのち」は、すべての生物に認められる「生命現象」そのものでもあります。

この世に「いのち」を与えられていることに感謝しつつ、決して永遠ではあり得ない『こころ、からだ、いのち』を大切にして、生きていきたいものです。

こころ、からだ、いのちをめぐるニンゲン学

「いのち」の長さ・幅・高さ・深さ から生まれる『いのちの体積』『いのちの大きさ』というイメージ

「命」と「いのち」

わが国は世界に誇る長寿国になりました。厚生労働省の二〇一六年のデータによると、日本人の平均寿命は、女性八七・一四歳、男性八〇・九八歳です。過去最高の更新は、女性が四年連続、男性は五年連続だそうです。また、一〇〇歳を迎えた「百寿者」の数は、最新のデータでは七万人を超えたと報告されています。半世紀前、私がまだ医学生であった頃は一五〇人くらいでしたので、約四六〇倍を超えたことになります。凄いことです。

私たちの「命」には限りがあります。現在の医学的常識では、ほぼ一二〇歳が上限です。そして、いつ自分の「命」の終わりが来るのか、誰にもわかりません。しかも、この世で

の「命」は一回限りのことです。この厳然たる三つの事実に、目を背けることなく向き合うとき、私たちはいまある自分の「命」を大切にしたい、という気持ちが心の底から湧いてきます。

医学は生命という意味での「命」を扱う領域です。医療では、「命」を守るために多くの人たちが働いています。ここで、漢字の「命」の代わりに「いのち」と平仮名書きにしてみると、生物学的な「命」以上の広がりが出てきます。また同時に、深まりも感じることができます。そこで、この「いのち」について、少し突っ込んで考えてみたいと思います。

最近、コーチングを専門にしている方や、コーチングを学んでいる方の集まる記念会が東京であり、縁あって基調講演を依頼されました。その際に参加する方々の興味と関心のあり方を想像して、『こころ、からだ、いのち をめぐるニンゲン学』と題する講演を行うことにしました。講演会では、私の体験から生まれた話題についても、いくつか紹介しました。

その講演の中で、「いのちの体積」「いのちの大きさ」というお話をしたところ、予想していた以上に、共感してくださった方が多かったとの印象があります。

『自分たちが日々行ってきたコーチングという仕事は、人の「いのちの体積」「いのちの大きさ」を大きくすることだ！』と、自分たちの仕事のイメージが明確になった、他人に語りやすくなったと、講演の終了後に語ってくれた方もいました。そこで、「いのちの体積」「いのちの大きさ」というこの講演の中核をなす部分について、紹介してみたいと思います。

いのちを表すさまざまな「尺度」

確かに「いのち」には長さがあります。平均寿命のように、客観的に測定することができるのです。しかし、「いのち」は単なる長さだけで測れるものではなくて、幅もあるように思います。「いのち」に幅があることを特に強く感じるのは、その人が「何を、どのように感じて生きているか」「何を、どのように考えて生きているか」を知ったときです。不運にして思いのほか短命のまま亡くなっていった人たちの体験した豊かな「感じ方」や敬服したくなる「考え方」から、「いのち」には幅があることを感じることがあるのです。短い寿命であったとしても、単なる生物学的な「命」の長さを超えた、「いのち」の幅の広さを感じることができるのです。

「いのちの幅」は、客観的に測定できるものではありませんが、「何を、どのように感じるか」という「感性」の働きと、「何を、どのように考えるか」という「理性」の働きによって形作られていきます。そこで、「いのち」の長さと幅から、「いのちの面積」という新しいイメージが生まれてきます。

「いのちの長さ」と「いのちの幅」というキーワードは、次なるイメージを誘発してくれます。それは、「いのちの高さ」であり、「いのちの深さ」です。「いのちの高さ」は、感じたことや考えたことを「行動」に移すとき、つまり「行動化」により生まれます。人は自分の思いや考えを「行動化」して初めて、他人に伝わるようになります。他人に評価されるようになるのだと思います。

一方、「いのちの深さ」は、自分自身の心の奥を見つめる時間を持つことにより得られます。自分の内面を深く掘り下げることにより「いのちの深さ」が生まれるのだと思います。換言すると、「内省」することにより「いのちの深さ」は作られていきます。病気を患うと、自分と向き合う時間が増えるので、「いのちの深さ」は一般に深まっていく傾向があります。

そこで、「いのちの長さ」、「いのちの幅」、「いのちの高さ」・「いのちの深さ」から、「いのちの体積」という重要なイメージが生まれてきます。「いのちの体積」は「いのちの大きさ」

と表現することもできます。

明確なイメージを持つ重要性

「百聞は一見に如かず！」という言葉があります。聞いたり読んだりして知っただけでは、なかなか行動に移して、目的を実現するまでには至らないものです。しかし、実物を観ることができると、行動に移すことを容易にしてくれます。その意味では、先達の優れた言動に触れることができると、学びの効果は大きくなります。よき師の存在が、人が育つ際に役立つ理由が、ここにあります。

しかし、実際に実物を観ることはできなくても、明確な「イメージ」を心に描くことができると、行動化が容易になり、目的を達成することができやすくなるものです。したがって、いろいろな事を成し遂げる際にも、さらには私たちの人生を充実させる際にも、「イメージ」を持つことは決定的に重要になってきます。

「イメージ」はビジュアルなものです。視覚的なものなのです。そこで、「イメージ」を描く際には、「想像力」も大きく影響します。「イメージ」という言葉は、「ビジョン」と言い換えることもできます。

世の中には、「天から貰った命」という言葉がよく使われていますが、私は「天から一時的にお預かりしているいのち」なのだと思っています。お預かりしているのですから、精一杯大切に使って、天寿を全うして、そのときが来ればソッと天にお返ししたいと願っています。天から一時的にお預かりしている「いのち」を、精一杯大切に使おうとする際に、「いのちの体積」や「いのちの大きさ」というコンセプトは、とても役立つ気がするのです。

「いのち」に「体積」や「大きさ」というイメージを持ち込むと、自分の「いのち」についての明確なイメージを描きやすくなるため、有効に働くということなのではないでしょうか。

いのちの「密度」と「重さ」というイメージ

「いのち」をめぐるイメージ

医療の世界では、「命（いのち）を守る」ことが最大関心事です。命は寿命という長さで測るのが一般的ですが、寿命の中に「健康寿命」という概念があります。人の寿命の中で、介護を必要とせず自立して生きていける期間のことを指しています。厚生労働省から発表された二〇一六年度の健康寿命は、女性が七四・七九歳、男性が七二・一四歳です。前回二〇一三年の調査より、女性〇・五八歳、男性〇・九五歳延びています。しかし、平均寿命と健康寿命の間には男女とも約一〇歳の開きがあります。男女とも最後の約一〇年間は、介護が必要な人が多いということなのです。

わが国は世界に冠たる高齢社会になりましたが、これからはただ寿命を延ばすのではなく、健康寿命を延ばすことを目指したいものです。そのことが個人にとって幸せであるだけでなく、国の医療費の節減、介護者の負担軽減にもつながってくるからです。

このような思いから私は、大分市内で、市民のための文化教室を行っています。『ヘルシーエイジング：健康寿命を延ばすために』と『心と体のニンゲン学：充実した人生をおくる秘訣』という二つのコースです。前者は一コース一〇回（一回九〇分）です。後者はより深く学びたい人たちのためのコースで、一コース五回（一回九〇分）です。コースは年二回（前期と後期）開催しています。市民と一緒に、私も学ぶ時間を共有しているのです。

いのちには「長さ」があり、平均寿命や健康寿命のように、客観的に測定することができます。しかし、同時にいのちには、「幅」もあります。たとえば、不運にして短命に終わった人たちの体験した人生の中身を知るとき、生物学的ないのちの「長さ」を超えた「幅」の広さを感じることがあります。「何を、どのように感じるか」という「感性の働き」と、「何を、どのように考えるか」という「知性の働き」によって、いのちの「幅」が拡がっていきます。いのちの「長さ」と「幅」から、いのちの「面積」というイメージが生まれます。

いのちの「長さ」と「幅」は、いのちに関する次なるイメージを誘発します。いのちの「高さ」と「深さ」です。いのちの「高さ」は、自分が感じたことや考えたことを「言葉」にして表現し、「行動」に移すときに生まれます。つまり言動として「行動化」することにより生まれるのです。他人に影響を与えたり、他人から評価されるようになります。

いのちの「深さ」には、自分自身の心の奥を見つめる時間を持つことが必要になります。内面を深く掘り下げて、「内省」することにより、いのちの「深さ」は作られていきます。多くの先人の著書に触れる時間や、実際に話を聴く時間を持ち、思索を重ねることにより、いのちの「深さ」が生まれます。

以上挙げてきたいのちの「長さ」、「幅」、「高さ」、「深さ」というイメージから、いのちの「体積」というコンセプトが生まれてきます。いのちの「体積」は、いのちの「大きさ」と言い換えることもできます。

「いのち」の完成に向けて

いのちの「体積」と「大きさ」というイメージが私の脳裏に生まれた後、ある会合で披露して間もなくのことです。知人の結婚祝賀会で祝辞を述べる機会がありました。会場のある地へ向かう新幹線の中で、いのちの「体積」と「大きさ」というイメージがさらに拡がって、いのちの「密度」というコンセプトが生まれました。私たちにとって、いのちの「体積」と「大きさ」を大きくすることも重要ですが、いのちの「密度」を高めることがさらに重要なことのように思えてきたのです。

いのちの「密度」は、「いかに人生を味わいながら生きるか」という、その人の生きる姿勢によって高められるように思うのです。いのちの「密度」というイメージからは、いのちの「重さ」がごく自然に生まれてきました。したがって、いのちの「密度」は、いのちの「重さ」と言い換えることもできます。

以上記したように、いのちの「長さ」から「幅」、「高さ」、「深さ」というイメージが生まれ、そこから「体積」と「大きさ」が生まれ、さらにいのちの「密度」と「重さ」というイメージが生まれてきたのです。一つのイメージが、「イメージの持つ力」によって、次々と新しいイメージを生んだことになります。

人生は「山登り」にたとえることができます。登山は山の頂上を目指しますが、足元を見ながら、一歩ずつ登っていくと、やがて頂上に到達することができます。頂上でなくても、目指した地点までたどり着くことができます。高い山の頂から眺める風景は、格別のものがあります。汗水流して登った努力が報われた気分になります。頂上から眺める風景が、雲海の上であったりすると、感動のひとときが生まれます。

私は学生時代に、登山部の人たちと一緒に、日本アルプスの山々に登ったことがあります。教師になってからも、医学生たちを誘って、西日本で最高峰の石鎚山（一九八二m）に登ったことがあります。また、四〇〇〇mを超える山々が連なるスイスのアルプス地方を訪れた数々の懐かしい思い出もあります。

登山は登りだけではなくて、下界に無事戻ってきて初めて、登山として完成します。人生においても若い頃は、頂上を目指して登山をしているような時期です。変わり行く周囲の風景を、じっくりと味わっている余裕はありません。目的地に到着して初めて、余裕を持って周りの風景を楽しむことができます。

人生という登山も同様で、それぞれの年代で見える風景、味わうことのできる体験は異なります。若い頃は山に登る時期ですので、いのちの「体積」や「大きさ」を大きくするのに適しています。

定年後の第三の人生、あるいは闘病生活を余儀なくされるようなときは、登山でいえば下山する時期か、あるいは途中で休憩を取らないといけない時期に相当しますので、いのちの「密度」や「重さ」を充実させるのに向いた時期のように思います。このような時期には、急ぐことなく、慌てることなく、移り変わる風景をじっくりと味わいながら山道を楽しむのが良いように思います。

いのちを単なる「長さ」だけで捉えるのではなく、「体積」や「大きさ」、「密度」や「重さ」というイメージをいのちの中に持ち込むことができると、人生をより豊かにするのに役立つように思います。いのちの「密度」や「重さ」をイメージして充実させ、私たちの「いのち」を完成させていきたいものです。

いのちより大切なもの
「こころ、からだ、いのち」を大切にする語りを通して見えてくるもの

「こころ・からだ・いのち」をめぐるニンゲン学

『人の命（いのち）は地球より重たい！』

「いのち」の尊さは何ものにも代えがたいという気持ちを表現した言葉です。今回は、いのちは大切だが、いのちよりももっと大切なものがある、というお話です。

心身医学領域の臨床医として、私はこの半世紀を生きてきました。また、この間、創薬育薬医療の領域で学究生活も並行して続けてきました。多くの時間を創薬育薬の領域での活動に使ってきましたので、世間から見ると臨床薬理学者ということになります。

いまは、長かった学究生活を終えて「第三の人生」を歩み始めています。社会に出る前

の親の脛をかじっている時期に相当する「第一の人生」、自立した生計を立てながら社会的使命を果たしていく時期に相当する「第二の人生」とは異なって、「第三の人生」では、社会的な制約をあまり受けないで、重要だけれどもこれまでにできなかった諸活動が行えます。『こころ、からだ、いのち』を大切にした諸活動です。

その活動の一環として、市民を対象にした健康講座「ヘルシーエイジング：健康寿命の延ばし方」（一回九〇分、一〇回コース）を行い、また、地元新聞紙上の健康欄に「中野重行：病と健康をめぐるニンゲン学」を連載（随時掲載）しています。二〇一八年の暮れからは、市民と医療者・医療系学生の対話の場として、『あとほーむカフェ』を一～二ヵ月に一回のペースで開催しています。「こころ、からだ、いのち」に関連した話題について、毎回異なるゲストスピーカーを囲んで、楽しい語り合いの時間を共有しています。

このような諸活動の延長線上で、先日、市民公開講座（生き生きカルチャーライフ）の講演を依頼されて実施しました。平日午前中の一時間半でしたので、比較的高齢者の参加者が多い会でした。タイトルを『こころ・からだ・いのち をめぐるニンゲン学』として、平素から考えている「健康に生きていくために重要なこと」を五つの重要な事項にまとめてお話ししました。

私の考えている五つの重要事項とは、次に挙げるような項目です。

（1）食事：バランスが良くて、ほどよい量。人工的な加工の少ない自然食を重視する。

（2）身体活動：ウォーキングを含む身体活動を大切にする。

（3）心の持ち方：ポジティブに考える、生きがいを感じる生活、笑いのある生活、いろいろな「つながり」を大切にした生活、など。

（4）リズムのある生活：活動・休息のメリハリのあるリズムのある生活、十分な休息を確保する生活。

（5）言葉を使う生活：話を聴く、話す、読む、書く。考える際には言葉を使いますので、「考える」をここに加える。

これらの諸要因は、私たちの健康寿命を延ばすのに役立つことが、最近の医学研究でも次々と明らかになっています。心の持ち方、中でも「つながり」といった要因を医学研究で取り上げるようになったのは、ごく最近の傾向です。

私は、最後に挙げた「言葉を使う生活」の重要性に注目しています。この点の重要性については、「認知症の予防」や「認知症の進行を遅らせる」ことにも役立つように思います。

「言葉を使う生活」「言葉を大切にする生活」は、脳のニューラルネットワークを活発に働かせることになりますので、脳とこころの老化を予防する効果があるのだと思います。

「生きていくこと」を越えて

ここに挙げた五つの重要な事項は、地球上に誕生した生命としての特徴（活動と休息という日周リズム・生体リズム）をベースにして、直立二足歩行をするようになり、さらに脳（特に大脳）が極度に発達した哺乳動物として生きるように進化した人としての特徴だと考えることができます。

その結果、こころを持つように進化し、言葉を作り、言葉を使って仲間とコミュニケーションをするようになったという「人としての特徴」を大切にすることになります。つまり「健康に生きていくために重要な五つの事項」とは、「人間らしさ」を大切にして生きていくという点に集約できるように思うのです。

しかし、『いのちよりも大切なもの』があることにも触れておきたくて、講演の最後に星野富弘氏の次の詩を紹介して、締めくくりました。

いのちが一番大切だと
思っていたころ
生きるのが
苦しかった

いのちより
大切なものが
あると知った日
生きているのが
嬉しかった

では、『いのちより大切なもの』とは何でしょうか?

二〇一一年三月一一日の東日本大震災では、昨日までそばにいた家族や友人が、突然いなくなってしまいました。いのちが一番大切なものだとしたら、あまりにも悲惨な出来事です。人の波に逆らうようにして津波が来ることを知らせて回った人、津波が来るまで自分の役目を全うして「津波警報」を放送し続けた人たちは、自分のいのちよりも大切なものに向かっていった人たちです。歴史上も、『いのちより大切なもの』を大切にしてあの世に旅立っていった人はたくさんいます。

『いのちより大切なもの』は、星野富弘氏も指摘しているように、他人から教えてもらうようなものではなく、自分で苦しみながら見つけたときに初めて、その人にとって意味が生まれるのだと思います。

本書をいま読んでくださっているあなたにとって、『いのちより大切なもの』とは何でしょうか。

第2章

健康について考える：健康リテラシーを高める！

健康リテラシー（Health literacy）を高める！

健康情報が氾濫する現代、健康に関する「読み書きソロバン」の能力が重要！

溢れる情報に振り回されないために

新聞・テレビ・雑誌・インターネットやラジオなどから日々入ってくる情報には、医療や健康に関するものが溢れています。健康に関する医療情報は、国民の関心が深いということの表れでもあるのでしょう。しかし、同時に、溢れる情報に振り回されないようにする必要があります。情報の洪水の中で溺れてしまわないように、しなければならないと思うのです。

一昔前によく見かけた、世間から権威があると見なされている人の推薦の言葉や、体験者の推薦する声だけが踊っているというケースは、さすがに目立たなくなりました。しかし、あるサプリメントを何週間摂ったところ、臨床検査値が改善した。ある種の機器を使用したり、ある種の運動を何週間か継続したところ、体重や腹囲が減少した。といった記事やプレゼンテーションにお目にかかることは、珍しくありません。変化したという臨床検査値としては、血糖値であったり、血中脂質の値であったり、骨密度であったりします。

これらは、ほとんどが前後を比較したデータです。使用前と使用後（ビフォアとアフター）の比較であり、その間の変化を示しています。前後を比較したデータからいえることは、使用した方法の影響かもしれないのですが、何週間という時間の経過の中で、ほかのいろいろな要因の影響を拾っているかもしれないのです。そのため、そうかもしれないという可能性を示してはいるのですが、本当はそうではないかもしれないのです。

しかも、調べた例数が数例にすぎないことがしばしばです。また、対象をどのようにして選択したかについては、ほとんど触れていません。得られた結果がどこまで一般化できるかは、データを得る際のプロセスに依存するのですが、その点に関する配慮はほぼ皆無です。実に粗っぽいデータの提示法が広く採用されているわけです。

コントロール群を作り、比較する必要性

一般に報道姿勢が良識的と見なされているＮＨＫでさえ、長年にわたって、少数例での

前後比較という手法を取っています。NHKの番組にいくつか出演した私の経験からの印象でいえば、他の多くの民放に比べると、NHKは良心的です。準備段階で、時間とお金をかけていることが感じ取れます。それにもかかわらず、健康情報に関しては、「えっ」と驚くようなことがしばしば起こるのです。

あるときは、お風呂に入っているときに死亡する人の数が、ある温度のお湯のときに一番多いので、この温度の入浴は危険だ、という解説をしていました。もともとこの温度で入浴する人が日本人に多いことが死者の数と関係している可能性が大いにあるにもかかわらず、母数を無視した実数だけで議論を進めるという、乱暴な映像が流されていました。

また、あるときは、野球のピッチングのコツを元プロ野球のピッチャーが小学生に体験してもらう場面で、こんなことがありました。クラスの男子生徒全員に、ピッチャーとキャッチャー間の距離（約一八m）だけ離れた的に向かってボールを投げてもらいます。最初はなかなか的に当たりません。その後、今度は絶対に的に当てようと強く念じて投げてみようと指導して、皆に念じてもらいます。そして、念じながらボールを投げてもらうと、今度は的に当てられる人・もう少しで当たりそうになる人の数が増えていました。このことから、いかに「念ずる」ことが大切かということを解説していたのです。つまり「念ずればコントロールは良くなる！」「心の持ち方は重要である！」というわけです。

実際には、初めて的に向かってボールを投げるときと、二度目に投げるときの間には「学習効果」が加わってきます。一回目に投げたときの体の使い方から、多くの情報を得ていますので、ある程度の修正がきいてきます。ピッチングにおいて念じて投げることの効果は、それなりにあるのだとしても、データの示し方が乱暴だと思います。

気になる「学習効果」を除外して、「念ずる」ことの効果だけを抽出するためには、比較試験が必要になってきます。最初に投げたときのコントロールの成績を基にして、同じような二つの群を作り、一方のグループには「念じる」ことの意義を説明した上で、的に当てようと「念じ」つつボールを投げてもらい、もう一つのグループには特別の教示を与えることをせずに、ただ的に向かって投げてもらう、という比較試験です。

ある操作の効果を明らかにするためには、前後の数値の変化を、コントロール群を作って比較することが必要です。

健康格差を小さくするための二つの柱

わが国はいまや世界に誇る長寿国になりました。長い人生において「生涯学習」がますます重要になっています。その際に、健康に関する多くの情報を評価する目を持つことは、とても重要です。

溢れる健康情報の中から、自分にとって本当に必要かつ信頼できる情報を取捨選択して選び取ることが重要なのです。このような能力を「ヘルスリテラシー Health literacy」「健康リテラシー」と呼びます。健康に関する「読み書きソロバン」の能力、といってもよいかと思います。つまり、健康情報を入手し、理解し、評価し、活用するための知識、意欲、能力のことです。日常生活におけるヘルスケア、疾病予防、ヘルスプロモーションについて判断したり、意思決定をしたりして、生涯を通じて生活の質を維持・向上させることに役立つのです。

健康リテラシーの差は、国民の間に健康格差を生んでいます。健康格差を小さくするためには、健康を維持・増進するための技術や能力を高めるという個人へのアプローチと、それを支援する環境の整備という社会的アプローチの二つの柱が必要になってきます。

創薬育薬医療の領域で働く人にとっては、「比較試験」、比較を可能にするための「ランダム化（無作為化）」、さらには評価に「色眼鏡効果」が生ずることを避けるための「二重盲検法」を採用することの重要性は、基本中の基本になっています。このような科学的手続きによって初めて、薬の効果が科学的に評価できることは、常識です。臨床試験の論理とキーコンセプトの理解があるからです。

創薬育薬医療領域で働いていることの特権を、医薬品・医療機器の開発や評価のためだけでなく、自分自身や一般市民の「健康リテラシー」を高めるためにも活かしていただくことを期待したいと思います。

健康のキーワードは、バランスとリズムである！

健康と疾病は連続したもの

「あなた（君）にとって健康とは何ですか？」

医学部の授業の中で、毎日病気のことばかり学んでいる医学生に向かって、まだ臨床薬理学の現役教授を務めていた頃、よく問いかけていました。病気に関する膨大な知識を学ぶ割には、健康について真面目に考えてみる時間が、思いのほか少ないように思ったからです。この質問を投げかけられた医学生の口からしばしば出てきたのは、「心配、悩み、病気、ストレスがない状態」という回答でした。

世界保健機関（ＷＨＯ）は憲章の前文で、健康を次のように定義しています。「Health

is a state of complete physical, mental and social well-being and not merely the absence of disease or infirmity. 健康とは、病気でないとか、弱っていないということではなく、肉体的にも、精神的にも、そして社会的にも、すべてが満たされた状態にあることをいいます。（日本WHO協会訳）」（一九四六年）

WHO憲章の健康の定義については、その後一九九八年に新しい提案がなされています。

Health is a dynamic state of complete physical, mental, spiritual and social well-being and not merely the absence of disease or infirmity.

ここでdynamicという言葉が新たに使われたのは、健康とはある固定した状態ではないということを示すと同時に、健康と疾病は明確に分けられるようなものではなく、連続したものであるという意味づけからだとされています。また、spiritualという言葉が新たに加わったのは、健康を考える際に、肉体的（身体的）、精神的、社会的だけでは不十分であって、人間の尊厳や生活の質を考える際にもっと本質的なものとして「霊的な」面があることを明確にするという考えから、この字句を付加することが提案されたといわれています。

成長し発展し続けていく「やわらかなこころ」

医学生は「健康のイメージ」として、そのほかにどのようなキーワードを想い浮かべたでしょうか。出てきたキーワードをいくつか挙げてみます。柔軟、安定、幸福、安泰、元気、エネルギー、心が豊か、前向き、創造的、思いやりの心、などです。身体的にいわゆる障害（もっと良い言葉があればと思いますが、いまのところないようなので、不本意ながらこのまま使わせてもらいます）を有するようになったり、あるいは、いろいろな不治の病に罹患したならば、健康とは無縁になってしまうのかというと、どうもそれは違うようだと感じている学生が多いということがわかります。

身体的には不自由であっても、身体的に何不自由なく暮らしている多くの人たちよりも、遥かに活き活きとしたこころを持って生きている人を見かけることは、稀ではありません。むしろ、身体的に不自由な体験をしたために、こころが磨かれたのではないか、と思うことがあるのです。多くの人の感動を呼ぶような物語は、このような境遇の中からしばしば生まれてきます。

つまり、身体的には不自由であっても、こころは健康でいられるということなのだと思います。いえ、むしろ身体的に不自由になり、その苦しみを乗り越えたからこそ、こころの健康を得たのではないかとさえ思われます。健康には、こころの状態がとても重要だということになりますが、こころの健康に光を当ててみると、自分の気持や考え方をコントロールできる、自発性、創造性、といったキーワードが浮かんできます。

また、知性・感情・意志などの人格的統合がある状態、という表現もできるかと思います。こころの健康を考えると、維持するものというよりは、むしろ成長し発展し続けていく（または環境の変化に合わせて、自分自身も変化し続けていく）といったイメージになります。

私の好きなキーワードは、「やわらかなこころ」です。自分の内外の諸々の変化に対して柔軟に適応して行ける、という意味での「やわらかさ」のあるこころの状態です。「やわらかなこころ」から、健康に生きて行くために必要な適応力や創造性が生まれてくるのだと思うのです。

バランスとリズムの良さがもたらすもの

さて、学生に質問をするだけでは、教師としてはいかがなものかと思い直して、冒頭に書いた健康に関する質問を自分自身に対してもしてみました。その回答として生まれたのが、「健康とはバランスとリズムである！」というフレーズでした。学生にも語りました。「バランス」とは、身体を形作っている四〇兆にも及ぶ細胞同士のバランス（あるいはバランスを保った協働）、各臓器の間でのバランスある調和と協働、エネルギーのインプットとアウトプットのバランス、心と体のバランス、理性（大脳皮質の機能）と感性（主として扁桃体などの大脳辺縁系の機能）のバランス、食事（栄養素）のバランス、人間関係のバランスなどのことを意味しています。つまり、バランスは健康な状態を生み出すためには必須のことのように思えるからです。

バランスを取ることの難しさは、古くから「君子の道は中庸」（儒教の基本思想を示す四書の中の「中庸」）としても、記載されています。極端な判断を避けて「その場における最善の選択」を目指すという意味での中庸です（中庸の「中」は「偏らないこと」を意味しています）。過度に母親としての役割を忠実に果たそうとするあまり、母親の症状として子供のほうに症状が出ることがあるという臨床的観察から、英語文化圏で「Good enough mother」という言葉があります。過度にならない、つまり「ほど良い」という意味での「Good-enough」の大切さが指摘されているのです。

「リズム」とは、地球上で生きているすべての生物に、その特徴として認められる一日の中で「日周リズム」に代表されるように、覚醒と睡眠のリズム、活動と休息のリズム、食事のリズム、仕事（勉強）と遊びのリズムなどのことです。多少の無理をしたとしても、リズムが良いと疲れが少ないように思います。

バランスとリズムが良いと、勢いが生まれ、いろいろなことがうまく行くことが多いのではないでしょうか。私はリズムの中に、「間の取り方」も含めたいと思っています。特に日本文化では、間の取り方は重要で、「間の取り方」を間違えると、それこそ「間抜け」になってしまいます。

私たちの医療の世界でも、バランスはとても重要です。臨床試験で科学性を過度に厳密にしようとすると、被験者となる患者に負担がかかりすぎて、倫理性に問題が生じやすくなるという意味でも、科学性と倫理性のバランスはとても重要です。

さて、いま本文を目にしているあなたにとって、健康とはどのようなキーワードになるのでしょうか？

学習効果、作業成績、さらには生体反応に及ぼすストレス強度の影響は「曲線関係」にある！

ヤーキーズ・ドッドソンの法則の意義と「逆U字の関係」

刺激・覚醒状態とパフォーマンスの関係

自分にとってとても重要な試験を受けるときや、大勢の前で大切な話をしたり、難しい課題に取り組まなければならないときなどに、不安になり緊張しすぎて、思うようにいかなかったという経験はないでしょうか。また逆に、不安や緊張を特に感ずることはなかったのに、リラックスしすぎていたためか気分の盛り上がりに欠けて、思うような結果が出なかったという経験をお持ちではないでしょうか。

米国の心理学者ロバート・ヤーキーズ（一八七六〜一九五六）とJ・D・ドッドソンは、動物実験による学習に関する研究で、ネズミが間違えたときには罰として電気ショックを与えて、学習を促しました。

その結果、電気ショックの程度が強くなるに従って正答率が増すのですが、最適な強さを上回ると正答率がかえって低下することがわかりました。つまり、電気ショックの程度が適度なときにネズミは最も早く学習し、逆に電気ショックが弱すぎたり強すぎたりすると、学習効果が上がらないことがわかったのです。学習やパフォーマンスに関して発見されたこの法則は、発見者の名を取って「ヤーキーズ・ドッドソンの法則」(Yerkes-Dodson's law) と名づけられています。

その後、人間にも応用されていますが、ストレスやモチベーション(動機)といった刺激や覚醒状態が適度であるときに、パフォーマンス(作業成績)は最も良くなり、刺激や覚醒状態が低すぎるか、あるいは高すぎるときには、パフォーマンスが低下します。「逆U字の関係」があるのです(図)。つまり、パフォーマンスの良い状態を得るためには、最適な(適度な)刺激や覚醒状態が必要である、ということが明らかになっているのです。

最適な(適度な)刺激や覚醒状態の程度は、課題内容の難易度によって変わります。やさしい課題では、強い刺激や高い覚醒状態で臨むほうが良い結果が得られますが、困難な

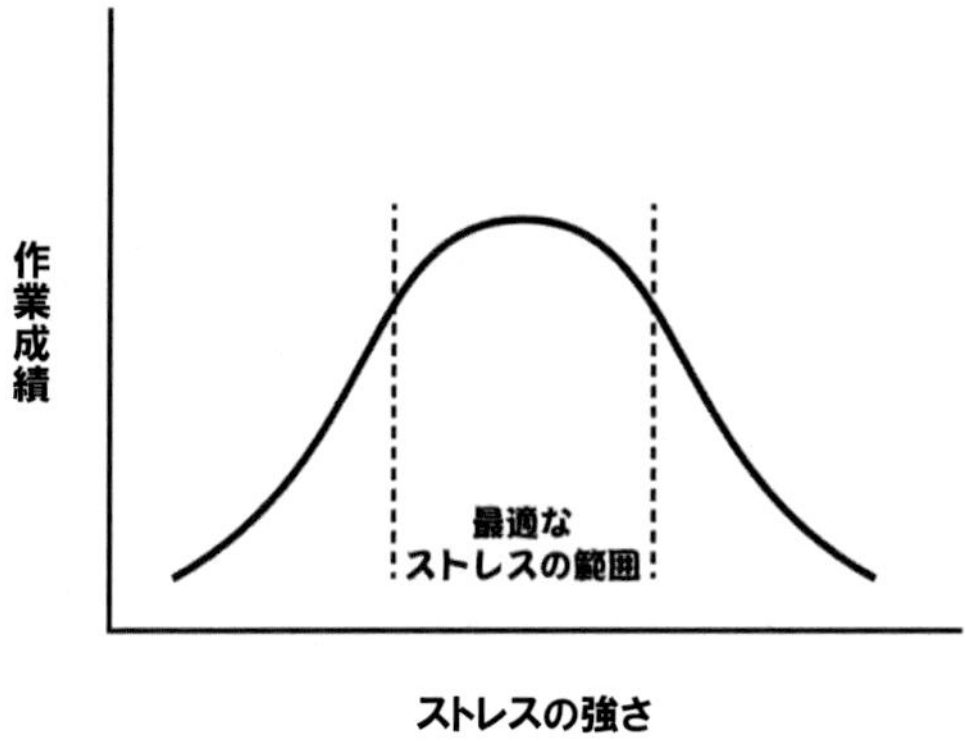

●ストレスの強さと作業成績（パフォーマンス）の関係
逆U字の関係）

課題では、刺激が弱いか覚醒状態が低い状態、つまりリラックスした状態で臨むほうが良い結果が得られやすいのです。

したがって、ある課題を遂行するにあたっては、自分にとってどのような状態が最適な（適度な）刺激・覚醒状態であり、良いパフォーマンス（作業成績）が得られやすいのかを知っておくことが重要になってきます。

そこで、あまり興味のわかない課題に関しては、自分のモチベーションを上げるための工夫をすることが、良い結果を得るのに役立ちますが、逆に、自分にとっては責任が重すぎて、ストレスを過剰に感じるような課題を行う際には、できるだけリラックスして行うように心がけることが役立ちます。そのためには、自分なりにリラックスできる方法を見つけ出して、身につけておくことが望まれます。

ストレスの最適条件を見出す重要性

多くの現代人が陥りやすい考え方の一つに、この世のいろいろな現象を「直線的」な関係で考えてしまう傾向があるように思います。ストレスの強さと作業成績や生体反応の関係は、本来直線的ではなくて、「曲線的」な関係であるにもかかわらず、「直線的」であると勘違いをしている人が多いように思われます。

直線関係の見られる部分だけのデータを集めたり、そのような部分を切り取って図示することが一般によく行われていることが多いためか、「直線的」な関係で考えてしまいがちなのかもしれません。そこで、ストレスが生体にとって良くないと聞けば、ストレスを避けようとします。ストレスはないほうが良いのだと、早合点してしまう人が出てきます。

ストレスや心理的なことに限らず、身体的な特徴や検査値についても同じような間違った考え方が、しばしば見られます。たとえば、血中コレステロールが高すぎるのは、健康や長寿にとって良くないと聞けば、ただひたすら下げれば良いと考えがちです。あるいは、特定の栄養素やある健康食品が健康に良いと聞けば、過剰になっても摂取しようとするのを見かけることがあります。

しかし、すでに記してきたように、作業成績だけでなく、生体の諸々の反応には、最適条件の範囲があります。ストレスでさえも、強すぎては良くありませんが、弱すぎても、健康の維持にとって良くないのです。ストレスは強すぎても、弱すぎても、生体の機能は低下します。もろもろのことにほど良い最適条件の範囲があることは、冒頭に掲げた不安や緊張に関しても同様です。また、作業能率に及ぼす職場環境の影響に関して考える際にも、このことは当てはまります。

現代はストレス社会だといわれています。人間関係や人工的な生活環境は、生体にとって種々のストレス状態を招きます。しかし、私たちが生きていく上で、ストレスは避けることはできません。それどころか、真面目に、一所懸命に取り組もうとすると、ストレスは一般に高まります。適度なストレスにより、生体のいろいろな機能は鍛えられるものです。何事においても、訓練・トレーニング・鍛錬・稽古などをするのは、生体にある程度のストレスを加えて、上達を促すための行為なのです。

また、生体には「廃用性萎縮」という現象があります。使わないところは萎縮して、機能が低下するのです。「生活習慣病」の中にある「生活不活性病」は、まさにこのような廃用性萎縮の結果として生ずるものです。

したがって、自分にとってのストレスの最適な条件を見つけ出すことは、健康の維持と増進にとっても、とても重要なことのように思います。ストレスと作業成績や生体機能の関係は、まさに「過ぎたるは、なお及ばざるが如し！」で、「過ぎたる」も「及ばざる」も、共によくない結果につながるのです。

「生きる意味」とストレスマネジメント

親思う心にまさる親心！

命を絶とうとした女性患者との再会

その日の朝、いつものように外来の待合室の側を通って、診察室へと急ぎました。途中、待っている患者の姿が、自然に目に入ってきます。交通事故の後遺症で苦しみ、何度か自ら命を絶とうとしたことのある中年の女性患者もその中にいました。横断歩道を歩いて渡っているときに、若い男性の運転する自家用車が突っ込んできて、跳ね飛ばされたのです。

彼女は普通の家庭の主婦で、スーパーのレジの仕事をしていました。しかし、事故の後遺症で右手に力が入らない状態で、荷物が棚に上げられないようになったのです。自分には何のミスもないのに、仕事もできなくなったと不運を嘆き、加害者を恨んで苦しんでいました。不安と抑うつ症状とともに、自律神経失調症状と思われる不定愁訴がいろいろと出ていました。

半年くらい通院したのち、軽い抗不安薬程度で症状はコントロールできるまでに回復したのですが、この抗不安薬がどうしても抜けない状態のまま、やがて来院しなくなっていたのです。ところが久し振りに来院しているということは、また何か症状が出て、薬がいるようになったのかな……、などといった想像が頭をかすめました。しかし、診察の順番が来て診察室に入ってきたときの彼女の表情は、意外にも明るかったのです。

「先生、やっと薬が要らなくなったんですよ。それが嬉しくて、お世話になった先生にぜひお伝えしたくて、今日は来ました。今日は薬も何も要りません。ただ、先生にお礼を言いたくて……」と語るではありませんか。話をよく聴けば、この三ヵ月ほどの間に思いもかけない彼女の人生の物語が進行していたのです。

実は、彼女の小学生になる娘に、先天性の股関節の病気が見つかったこと。娘の学校への送り迎えを車でする必要が生じたこと。自分は自動車免許証を持っていなかったこと。そこで、自動車学校に自動車免許を取りに出かけていったこと。抗不安薬を飲んでいることを告げたところ、そんな薬を飲んでいる人は運転はできないので、まず薬を止めてからくるようにと言われたこと。そこで初めて、なかなか止められなかった抗不安薬が止められたこと。そして、このたび、自動車免許証がもらえたことなどを、矢継ぎ早に語ってくれたのです。

特に、やっと薬を止められたことが嬉しくて、お礼を言いたくて、ただそのことを私に伝えたいがために、診察の順番が来るまで待たなければならないことがわかっているにもかかわらず、来院してくれたのです。まさに医者冥利に尽きるという感じでした。とにかく、そのことを伝えるためにわざわざ来院してくれたことに、こちらがお礼を述べ、心から感謝したのでした。そして同時に、「子を思う母は強し！」という言葉が、脳裏に浮かんでいました。

「人生の意味」を見出すこと

『夜と霧』という本の著者として有名な、ヴィクトール・フランクル（一九〇五～一九九七）というオーストリア生まれの精神科医で精神分析家がいます。ロゴセラピー（Logotherapy）の創始者でもあります。「ロゴ」は、ギリシャ語で「意味」を表しています。

人は「人生の意味」を追い求め続ける存在であり、その「人生の意味」が充たされないことが、心の病に関係してくると考えます。そして、人が自分自身の「人生の意味」を見出すことを援助することにより心の病を癒す心理療法が、ロゴセラピーなのです。フランクルは第二次世界大戦中に、ユダヤ人であるがゆえにナチスにより強制収容所に入れられたのですが、ここでの体験を基に、終戦後強制収容から解放されたのち、著した本が『夜と霧』です。その後いまに至るまで、世界中の人たちに読まれ続けているベストセラーです。フランクルによるロゴセラピーの理論は、収容される前にすでにほぼ完成していたのですが、その理論の正しさを、収容された人たちの強制収容所内での過ごし方を観ていて感じ取ったのです。

フランクルによれば、人にとって最も意味のあることとは、自分自身にとっての「人生の意味を見出すこと」であり、「人生の意味」を見出している人間は、苦しみやストレスに耐えることができるのです。『夜と霧』の中には、このことを実証する実話がいくつも語られています。

フランクルは何度も日本を訪れており、九〇歳の頃に日本心身医学会総会で招待講演をされたこともありました。わが国での心身医学のパイオニアであり、私の心身医学の恩師である池見酉次郎先生が司会をされたのですが、感動的な講演として強く印象に残っています。

近年、わが国内で「生き甲斐療法」として紹介されることのある治療法の原型がここにあります。また、人は自分が現在していることの意味がわかれば、その仕事がいくら苦しくても、そのストレスに耐えられるものなのですが、意味の全く感じられない仕事の繰り返しには、とても耐えられないのも、同じ文脈から生まれる現象といえます。

子を思う母の気持ちの強さ

冒頭に紹介した中年の女性患者の物語は、上記のようなロゴセラピーの理論で説明することが可能です。子を思う母の気持ちが、いかに強いものであるか、ということの証でもあります。このようなことを書きながら思い出すのは、吉田松陰の辞世の句です。

幕末の日本を動かした多くの人材を輩出した松下村塾（現在の山口県萩市）での吉田松陰の教育活動は、世界の教育界における奇跡といわれているそうですが、満二九歳という若さで、時の大老・井伊直弼による安政の大獄で処刑されました。吉田松陰のように、自分の「生きる意味」（使命）に目覚めると、死をも恐れない境地に達することもできるという証でもあるのですが、その獄中で書いた、自分の気持ちを門弟達に伝えるための遺書として「留魂録」があり、その冒頭に辞世の句「身はたとひ　武蔵の野辺に朽ちぬとも留め置かまし　大和魂」があります。また、家族宛には「永訣書」を書き遺しており、これには「親思う心にまさる親心　けふのおとずれ何ときくらん」という辞世の句が遺されています。

萩の松下村塾は、青春時代に訪れたことがあったのですが、何十年かの時を経て再度訪問した際に入手したこの句の色紙が、いまも私の部屋に飾ってあります。わが国の未来を思う気持ちが激しすぎたがために、親よりも早くこの世を去らなければならなくなった一人の男の心情が吐露されている句です。まさに「親思う心にまさる親心」なのではないでしょうか。

「整理」がストレスマネジメントのキーになる！
物、情報、時間、思考、感情の整理

長年にわたって心身症の診療に従事していると、ストレス病の患者さんが良くなっていく過程で、「おかげさまで整理できました！」というフレーズを聞くことがよくあります。現代はストレス社会であるといわれていますが、ストレスとどのようにつき合っていくか、つまり「ストレスマネジメント」は現代を生きていく私たちにとって、健康を維持するためにも、仕事を成功させるためにも、とても重要であることは疑う余地がありません。そこで、ストレスマネジメントにとってキーになる「整理」について、考えてみることにします。

「もったいない」という美学の一方で

私たちが「整理」したいのは、物（空間）、情報、時間、思考、感情などです。この中では、後ろに挙げたものほど整理するのが、一般に難しいものです。

「物の整理」、つまり空間の整理整頓が、目に見えるだけに最も単純なのですが、だからといって簡単かというと、そうでもなくて、なかなか捨てられなくて整理に困っている方がいかに多いかということは、近藤麻理恵氏が著した「こんまり流整理収納法」の書籍『人生がときめく片づけの魔法』が、大ヒットしたことからもわかります。

特にわが国には、伝統的に「もったいない」という考え方があるために、物を大切にすることは、私たちの心の底に一種の美学といってもよいような状態で存在しています。「もったいない」という心は日本人の美徳とされていますが、同時に、物が捨てられずに困っている人が多いという現実もあります。このことは「断捨離」（断：入ってくる要らない物を断つ、捨：要らない物を捨てる、離：物への執着から離れる）という、整理整頓の次元を超えて、身軽で快適な生き方を追求しようという処世術が、近年の流行語に選ばれたことにも表れているように思います。

「情報の整理」に関しては、多くの書籍がこの世に出てきました。しかし、中でも秀逸だったのは、一九九三年に出版された野口悠紀雄氏の『超整理法』です。私は『超整理法』が出版されてすぐ、書店で見つけて感動した思い出があります。『超整理法』のポイントは、それまで多くの人が採用してきた「分類する」という行為を放棄して、資料を大きめの封筒に入れて「時系列で並べる」ことにあります。パソコンからの発想と思いますが、〃やっと究極の情報整理法が見つかった〃と思い、さっそく取り入れました。資料を探すときも、確かにいままでの方法に比べて、速く見つかるのです。その後、何年かの間はこの方法を採用しました。しかし、スペースはそれなりに必要で、決して究極とはいえないということもわかってきました。

そうこうしているうちに、ＩＴの普及により、情報の持つ意味が大きく変わってきました。その後、野口悠紀雄氏は、「超」のつくシリーズ本を次々と出版し、愛読させていただきましたが、整理に関しては『超「超」整理法』（二〇〇八年）と題する書籍まで出版されています。

現代人にとって重要な「時間の整理」

現代人にとって、「時間の整理」は「情報の整理」よりも重要だと思います。特に健康という視点から見ると、そうだと思えるのです。自分にとって限られた時間の使い方を、

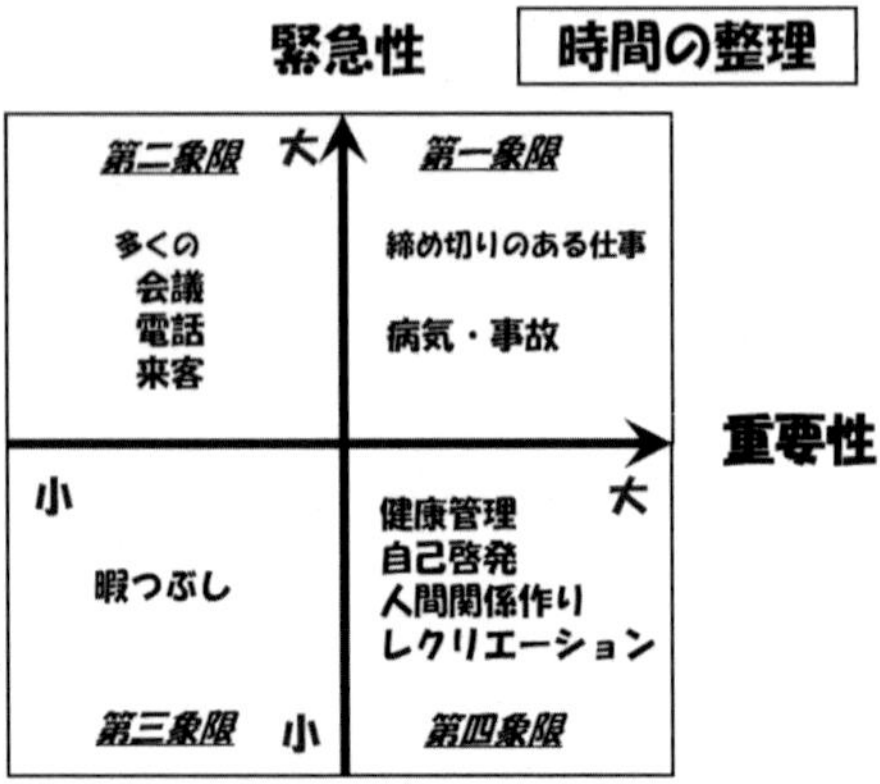

●時間の整理のしかた

どのように整理するか、優先順位をどのようにつけるか、ということです。

私は、「時間の整理」については、次のようにするのが良いと思っています。つまり、「重要性」を横軸に取り、「緊急性」を縦軸に取ります。そうすると、重要性が高くしかも緊急性も高い領域（第一象限）、重要性は必ずしも高くないが緊急性の高い領域（第二象限）、重要性も緊急性もともに高くない領域（第三象限）、重要性は高いが緊急性は高くない領域（第四象限）の四つの領域ができます（図参照）。

重要性の大小にかかわらず緊急性が高ければ、有無をいわせず対応を求められます。そこで必然的に、締め切りのある仕事、病気、事故などといった第一象限の時間と、会議、電話、来客などの緊急を要する多くの仕事が占める第二象限の時間で追われることになります。暇つぶしが主体となる第三象限の時間もある程度は必要なのですが、健康管理、自己啓発、人間関係づくり、レクリエーションといった第四象限の時間は、人間らしく生きていく上ではとても重要です。

生活の中で第四象限の時間が少なくなりすぎると、ストレスが溜まってきて、燃え尽き症候群、うつ状態・心身症などのストレス病に発展する可能性が出てきます。したがって、第四象限の時間は意識して確保することがとても重要です。ぜひ、第四象限の時間を確保することをお勧めします。超多忙の中で自分の予定表がすぐに真っ黒になってしまうようなときには、特に第四象限の時間を確保するために、自分との予約をして予定表に書き込むくらいの対策が必要と思います。

ストレス病では、過去のことをいつまでも後悔したり、どのようになるかわからない未来のことについて必要以上に心配するといった症状が、しばしば見られます。私が究極の「時間の整理」の考え方だと思うのは、次のような整理の仕方です。つまり、過ぎ去ったこと（過去）については、どうしようもないことなので、ありのまま受け入れる。これからのこと（未来）については、何とかなるかもしれないので、何とかしようと最善の努力をする、と割り切ることです。そして、この二つを「区別できる知恵」を身につけるために自分を磨く努力をするという考え方です。

「整理」とは、自分の頭の中を整理すること

「思考の整理」と「感情の整理」が最後に残りました。「思考」は、人間の進化の過程では最も新しい大脳皮質の司る「理性」の働きですので、訓練により鍛えることが可能だと思います。しかし、「感情」は進化の過程ではより古い動物的な脳の領域の働きなので、「感情」のコントロールは、冒頭に列挙したものの中では最も難しいのだと思います。しかし、「情報の整理」と「時間の整理」、中でも特に「時間の整理」を丁寧に行っていくことにより、「感情の整理」もできるようになっていくように思われるのです。

つまり、「整理」とは自分の頭の中の整理に尽きるのではないでしょうか。仕事について「段取り八分！」という古くからの言葉があるように、仕事の成功は「整理」のしかたにより八割方決まってきます。また、現代のストレス社会の中で生活をしていく上で重要なストレスマネジメントにとっても、キーになる言葉は「整理」だと思います。

第3章

医療におけるサイエンスとアート

医療におけるサイエンスとアート

人間の理性と感性の働き、医療の論理と倫理の誕生

医療の世界の「物語」

「医療におけるサイエンスとアート」というタイトルは、実は大分大学医学部を定年退職する際に、大学の公式行事である退職記念講演会で使用したものです。それまで四〇年間、医師として、医学研究者として、あるいは、教育者として生きてきました。その間に、自分が働いてきた医療の世界が、どのように見えるようになったか。それを語る物語が、自分の中で、ゆっくりと綴られてきたような感じがしています。その物語を語る際のキーワードが、「サイエンス」と「アート」であり、そのまま退職記念講演会のタイトルにしたのです。

物語は、言葉を並べながら語るものです。語ることができるということは、自分の中にイメージができているということです。イメージは本来ビジュアルなものです。そうであれば、一枚の絵に描くことができるはずである、と考えるようになりました。

そこで一枚の絵にして、見えるようにしたものが**下図**なのです。それ以来、自分の医療観を語る際に、しばしば使用しております。

今回のお話は、もちろん、退職記念講演をここで再現することではありません。キーワードとなったサイエンスとアートに関連して、平素頭の中を駆け巡っていることを、言葉に書き留めてみたいと思うのです。

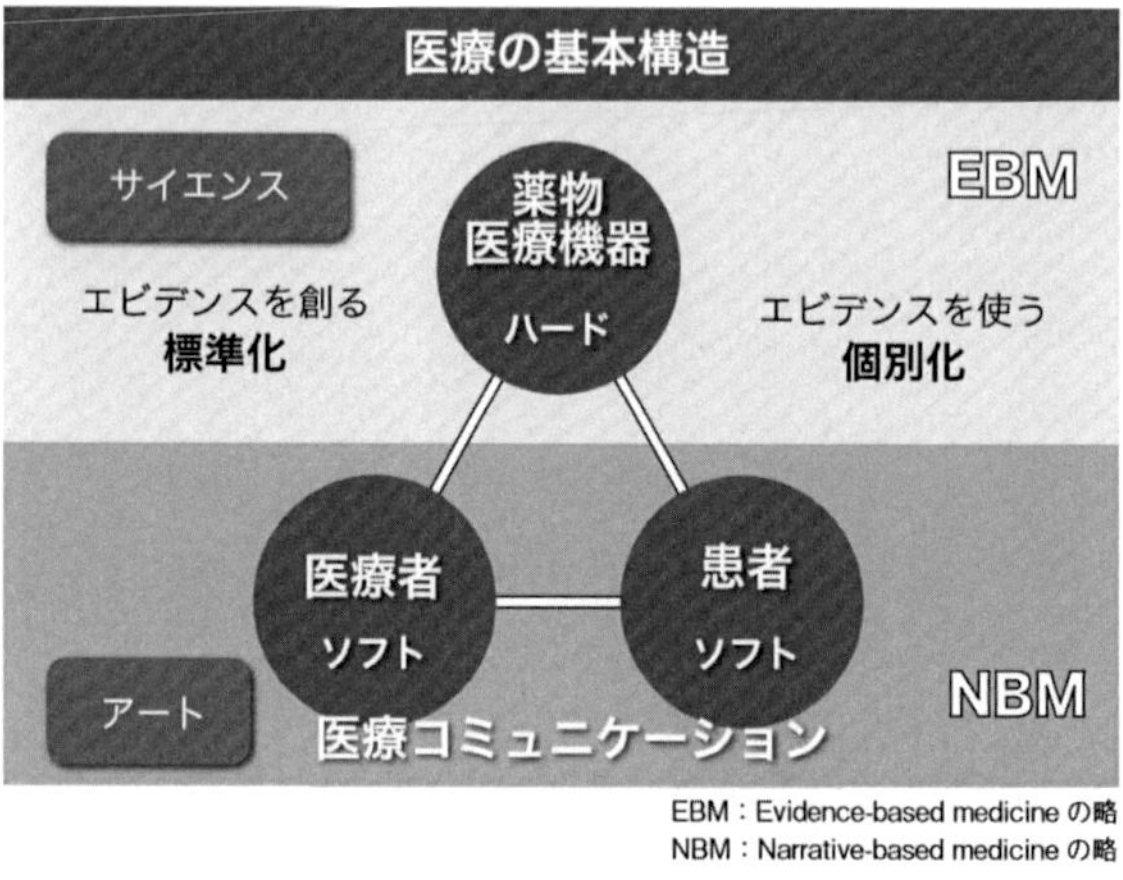

●医療の基本構造の理解のしかた（中野）

感性と理性の本質とは

私たち人間の脳は、急激な環境の変化を「危険」と受け取るようにできています。自分の現状を維持しようとするわけです。つまり、保守的にできているわけです。これが「感性」の果たしている機能であり、恒常性（ホメオスタシス）の現象そのものです。脳の受動的（passive）な働きです。

一方で、脳は変化を求めようともしています。つまり、人間の革新的な面です。「理性」の働きが、これを推進してきました。脳の能動的（active）な働きです。

しかし、理性が生み出した「論理」は、しばしば暴走します。人類の歴史を振り返ってみて、理性から生まれた論理の暴走の例を挙げようとすれば、例示にこと欠きません。たとえば、核兵器の開発と使用、歴史上の汚点となった数々の人体実験などです。その暴走にブレーキをかけるのは、「感性」の働きです。これが「倫理」であり、感性の生み出したものです。

別の言い方をすると、「論理」の父は「理性」であり、「倫理」の母は「感性」であると言うこともできます。つまり、理性と感性から、論理と倫理が誕生したことになります。私た「理性」の本質は、自然を理解し、コントロールしようとするところにあります。

ちが拠り所にしている現代医学（つまり、西洋医学）は、理性に基盤を置いています。したがって、病気の悪い部分を見つけて、これを取り除くか、修復しようとします。そこで、「病気と闘う姿勢」が前面に出てきます。

一方、「感性」の本質は、個体としての自己を守ろうとするところにあります。したがって、「病気と共に生きる姿勢」が前面に出てきます。もちろん、理性と感性のどちらが良いか、という問題ではなく、お互いに補い合う形で、理性と感性のバランスの良い働きが重要なのだろうと思います。

医療のプロフェッショナルということ

臨床試験の領域で考えてみましょう。私たちは薬の効果と安全性の評価をする際に、判断を誤らないために比較試験を組みますが、対照群に使用する「プラセボ」、比較を可能にする「ランダム化（無作為化）」や、色眼鏡効果を除くために行う「二重盲検法（二重遮蔽法）」といった科学的な方法は、人間の理性の生み出した人工的な産物です。

人間が判断を誤りやすい生き物であるという現実から目をそらさずに、それを克服する方法として考え出したわけです。判断を誤る要因を理解した上で、その要因をコントロールして、正しい判断を導く方法を生み出したわけです。この世の中の現象を「理解したい、コントロールしたい」という、まさに「理性」の産物なのです。

しかし同時に、この三点セットが、あまりにも人工的な産物であるがために、病を患う人の苦痛を和らげてあげたいと思う人間のごく自然な動機に基盤を置く医療の場で、癒しを求めて来院した患者に対して、これらを説明することの難しさが生まれてきます。

臨床試験に被験者（創薬育薬ボランティア）として参加していただきたい方々に対して、説明しがたいのは当然のことなのです。しかし、難しいからこそ、患者の気持ちの動きにも寄り添いながら、わかりやすい説明のできる域に達した医療者は、プロフェッショナルといわれる由縁でもあるのだと思います。

理性と感性の働きは、実は別々に働いているのではなく、主として理性が働いている時間帯、主として感性が働いている時間帯があるように思います。研究活動を例に取ると、着想の段階では「感性」が働いて、「研究目的」を絞り込みます。仮説を立て、目的に合った「研究計画」を練り上げていく段階では「理性」が働きます。

研究計画に従って研究を遂行する段階では「感性」が働きます。得られた結果をどのように考えるか、そこから何が明らかになり、今後の課題として何が残ったのか、を考える段階では「理性」が働きます。

もちろん、このようにきれいに割り切れるものではありませんが、自分の「理性」と「感性」の働きと役割をある程度でも意識しておいたほうが、いろいろなことがうまくいくように思います。

治療医学における「自然治癒力」の重要性

臨床薬理学を専門とし、心身症診療を行ってきた医師の視点から

ストレスをほど良くコントロールする重要性

心と身体は密接に関連しています。仏教の世界で「心身一如」（または「身心一如」、しんしんいちにょ）という言葉があるように、「こころ」（精神、心）と「からだ」（肉体、身）は分けることができません。便宜上分けて考えるほうが、いろいろな場面で整理しやすいから、心と身を分けているだけのことです。したがって、心の状態は身体にも出ます。身体の状態が心に出るのも、ごく自然なことなのです。

医師としての人生を、私は内科医としてスタートしました。その後、臨床医として医療活動を長く続けてきた専門領域は、「心身医学」です。若い頃から、日本心身医学会の認定医・

指導医・評議員として、心と身体の関連については人一倍関心を抱いてきました。心と身体のバランスが崩れると、心身症が発症します。あるいは、もともと持っていた身体疾患の症状が悪くなります。心身症では心身の症状が両方とも現れますが、特に慢性化した場合には、心だけ、あるいは、身体だけを診ていたのでは、治らないことが多いのです。

「ストレス病」を例にして語ってみます。生きていく上でストレスは避けて通ることはできません。過酷な仕事のスケジュールや、物事を過度に厳密に考えすぎて、ストレス状態になることもあります。ストレス状態になると、ストレスによる心身の反応が症状として現れます。しかし、真面目に生きようとすると、ある程度のストレスは避けることはできません。

ストレスはしばしば悪者扱いされますが、生体にとって常に悪いわけではありません。ストレスは強すぎても心身の不調の原因になりますが、逆に弱すぎても健康度が低下します。ストレスは心身にとっても、仕事上の能率から見ても、ほど良い程度にコントロールすることが重要なのです。

種々のストレスが原因で心身の障害が生じる「ストレス病」は、心身症の中核的存在です。ストレスが原因で心身の不調が生じて医療機関を受診する人たちの特徴として、次の三つの要因が関与しているように感じています。

（1）話を聴いてわかってもらえる仲間がいない（「社会的支援」が乏しい）
（2）ストレス状態がいつまで続くかわからない（「予測可能性」が低い）
（3）ストレス状態を自分でコントロールできない（「コントロール力」が弱い）

心身症の治療では、身体的な諸検査は当然実施しますが、まずじっくりと患者の話を聴くところから始めます。どのような患者も、自分の語る物語を生きているものです。その「患者の語る物語」を聴くわけです。そのために、初診では一時間という時間を取るように、可能な限り心がけていました。初診時に「患者の語る物語」をよく聴いて、患者の全体像の理解を早くしておくと、その後の治療経過が良いことを経験的に学んでいたからです。

自分の話を聴いてもらうだけでも、心身の症状は軽減することが多いのです。まさに「聴くは効くに通ず！」「話すは放すに通ず！」なのです。コミュニケーションの基本がここにあります。「コミュニケーションには癒しがある！」のです。患者サイドに、安心感や信頼感が生まれるのだろうと思います。

次いで、いま経験しているストレス状態がいつまで続くのか、ということがわかること、つまり「予測可能性」を高めるように援助します。その後、ゆっくりと時間をかけて、ストレス状態を自分でコントロールできるように、「コントロール力」を身につけるように、手助けをします。

つまり、前記の（1）、（2）、（3）の順序で、治療の重心を移しながら、患者と共有する時間を作ってきました。これが、心身症を診る医師としての診療であり、心の動きです。

ライフスタイルが高める自然治癒力

心身症に限らず病気の治療は、一般に、生体に本来備わっている「自然治癒力」を基盤にして成り立っています。薬物治療を中心とする内科的治療でも、悪いところを手術して切除するという外科治療でも、同じです。外科医は悪いところを切除して、縫合します。縫合部位がくっつくのは、生体の有する「自然治癒力」のおかげです。

交通事故で身体のあちこちで骨折が起こります。手術して骨折部位を元に近い状態にするのは整形外科医です。しかし、その後元通りに歩けるようになるのは、本人の本来持っている「自然治癒力」があるからです。リハビリテーションは忍耐強く継続する必要がありますが、何をしているのかといえば、生体に刺激を与えながらほど良いストレス状態を作り出して、「自然治癒力」を促進させているのです。

薬理活性のないプラセボを使った人でも、多くの疾患の症状や病態が改善することがあります。これを、「プラセボ効果（反応）」と称しています。プラセボ効果の現象は、主として「自然治癒力」により生ずるものです。

薬物治療の効果も、同様に理解することができます。薬物の効果は、「自然治癒力」の上に乗っかって現れます。長年にわたって心身症の診療に携わってきて思うことは、「自然治癒力」の大きさです。「自然治癒力」の凄さです。

治療では、「自然治癒力」による自然治癒傾向を促進し、妨げているものがあればこれを除き、弱っているときは強めるということを、私はいつも念頭に置いてきました。人体は約四〇兆個の細胞で構成されていますが、個々の細胞レベルで生きようとしているように感じます。これが「生きる」ということ、「命」というものの実態なのだと思います。その「命」を天から一時的に預かって、生きていることに感謝したいものです。

「自然治癒力」は、食事・運動・心の持ち方・生活のリズムと睡眠、を柱とするライフスタイルのあり方により高めることができます。「自然治癒力」を高めると、薬物治療の効果が上がり、薬物の量が減り、場合によっては薬が要らなくなります。心と身体の健康の維持と増進のためにも役立つのだと思います。

最先端医療と自然治癒力を高める医療の統合

客観的で科学的なエビデンスと個人の主観的な生き方の調和を求めて

科学的な基本を身につけておく必要性

「物理学はすべての法の前にくる。物理学には私たちは従うしかないのだ！」と熱く語ったのは、米国カリフォルニア大学バークレー校の物理学のリチャード・ムラー教授でした。NHKのEテレでたまたま観た番組「バークレー白熱教室：大統領を目指す君のためのサイエンス」の中でのことです。ムラー教授の授業の模様を伝えるこの番組の冒頭では、米国政府の筆頭顧問を務めた経歴のある人気教授だとの紹介がありました。

地球上に住む私たちが重力の法則には逆らえないように、大統領になるような重要な政策を決めなければならない立場の人間は、物理学に関する重要な科学的データ（この授業では、原子力発電の代替エネルギーに関する科学的データのこと）に関する基本を頭に入れた上で、政策を決定する必要があるとのメッセージを学生に語っていました。気分だけで、あるいは自分の信念だけで多くの人たちの生活の基盤になるエネルギー問題に対処することのないようにしなければならない。そのためには、前提となる科学的な数値を身につけておく必要があることを、学生が感じ取れるような授業でした。

カリフォルニア大学バークレー校は、私が若い頃留学していたスタンフォード大学から車で高速道路を一時間ほど走ったところにある長年にわたるライバル校であり、共に米国の西海岸にある世界屈指の名門校として名を轟かせています。多数のノーベル賞受賞者を輩出しているだけでなく、オリンピックでのメダル獲得者も多い大学です。

留学中に何度もキャンパスを訪ねており、懐かしかったこともあり、講義内容とその授業の雰囲気に引き込まれて最後まで観ていました。原発の代替エネルギーについて、米国の大統領、あるいはカリフォルニア州知事のような行政の責任あるポジションに就いた際に、これだけは知っておかなければならないという代替エネルギーに関する基本的な数値が、ふんだんに出てきました。太陽発電、風力発電、火力発電、バイオ燃料発電、地熱発電、天然ガスや核癒合による発電などについて、その現状と将来の可能性を語り、学生に問いかけながら一緒に考えるスタイルの授業でした。

以前、同じEテレで放映されて話題になった「ハーバード大学白熱教室：JUSTICE 正義とはなにか？ 公正とはどういうことか？」（マイケル・サンデル教授の哲学の授業）とは異なって、テーマがサイエンスの領域にあったため、違った意味で新しい刺激があったのです。

そこで、このテーマを医療の世界に置き換えて考えてみると、どのようなことになるでしょうか？ 今回は、この点を話題にしてみたいと思います。

「逆らえないものには従う」ということ

医療においても、自分の感情や信念に固執するのではなく、逆らえないものには従うほうが賢明なのです。逆らえないものは、生命現象の基本的な法則（たとえば、自然治癒力など）と科学的エビデンスです。一方、個々の患者は、どのようにしたいか、あるいはしてほしくないかという自分自身の思い、自分のいままで過ごしてきた生き方を、それぞれが持って生きています。

病気（たとえば、がん）になったことはもちろんのこと、医療の中で医師からいくつかの治療法の中から選択を求められるという局面で、患者には揺れる心がしばしば生まれます。医療者にとっては、科学的エビデンスはとても重要なことです。しかし、患者は自分を主人公にした物語の中で生きているわけで、医療者から提示されるエビデンスに関する情報を、自分自身の物語の中にどのように取り込んでいけばよいのか、すぐには決められなくて、迷う患者も多いのです。

私は二〇一一年春から、縁あってしばらくの期間、九州南端の指宿市にある「メディポリスがん粒子線治療研究センター」に毎月一回お手伝いに行きました。わが国におけるこの領域の第一人者である菱川良夫センター長の下で、「がんの最先端治療」が進められています。私はがんの診療については素人なのですが、専門にしている心身医学の面から参画しました。

この医療施設は、「こころ、からだ、いのち」という三つのキーワードそのものを大切にした医療の実践を目指しています。この風光明媚な環境に恵まれたがん治療施設で、統合医療を専門にされている元外科医の原田美佳子先生と一緒に「響き合いトークセッション」を毎月開催しました。参加者は、粒子線治療のため指宿に滞在されているがん患者とその家族の方が中心です。

「がんは究極の生活習慣病である」といわれるように、遺伝的な要因だけでなく、生活習慣が大きく関係しています。そこでトークセッションの話題は、当日参加された方々の抱いておられる問題意識に焦点を当てて、毎回異なったものでした。取り上げられた話題は、病気と健康、がんとライフスタイル、いのち・こころ・からだ、ストレスとそのマネジメント、生きる意味など多岐にわたっています。健康のために役立つ生活習慣としてキーになることとしては、たとえば、食事（摂取カロリーと栄養素のバランス・食事内容）、運動（身体を動かすこと、歩くこと）、生活のリズムとバランス、生きがいを見出した生活、新しいことへの興味と創造、笑いやユーモアのある生活、感謝のある生活、などが挙げられます。

これからの生き方と医療のあるべき姿

この施設を受診したがん患者の方々のように、最先端医療の恩恵を受けつつ、いままでの自分の生き方を見直して、ライフスタイルをより良いものにして自然治癒力を高めていくというのが、これからの私たちの生き方と医療のあるべき姿のように思います。

自分の患った病気について、最先端医療で治療が可能ならば恩恵として享受する。しかし、現代の医療ではどうしようもないとわかったときには、キッパリと病気と闘うことは諦めて、残された時間の味わい方のほうを変えることによって、充実した時間にしていくことが重要なのです。与えられた環境要因が変えられないとき、変えることができるのは自分のこころのあり方のほうだけなのですから……。

がん患者に限らず、移ろいゆく人生の四季の中で「人生の味わい方」が深化していくことこそが、私たちにとって何にも増して大切なことなのではないでしょうか。

自然治癒力とポスト・トラウマティック・グロース（外傷後成長PTG）
人間の有する自己修復機能の驚嘆すべき力

コンピュータがもたらした恩恵

現代社会では、いまやコンピュータの恩恵を受けることなくしては仕事ができなくなっています。コンピュータを無視しては、普通に生きていくことさえ苦労することになります。子供の頃、白黒テレビの試作品が出現したかと思うと、またたく間に一般家庭に普及し、また、家庭にあった黒い固定電話が携帯電話に変わって、身近な必需品になっていったことを体験してきた世代の人間にとっては、格別の感慨を抱かざるを得ないのです。

若い頃、英文タイプライターで論文を書いていた人間から見ると、現在のパソコンのワープロ機能などといった文明の利器の便利さは、夢のような恩恵と思わざるを得ません。パソコンなどの技術革新は、私たちの「書く」という作業を、とても楽なものにしてくれました。

さて、そのようなコンピュータとそれを使う人間の本質的な違いはどのようなことなのでしょうか。コンピュータと人間は、機械と生物の話ですので、基本的な構造が違うのは当然です。そこで、機能のほうに焦点を当ててみたいと思います。

最大の違いは、何といっても、コンピュータでは蓄積された記憶を簡単にコピーして、他のコンピュータに移転することができることです。しかし、人は一人の人の中に蓄積された記憶をコピーして、他の人に移転して、すぐに同じ働きができるようにすることはできません。それまでに記憶した知識、身につけた技能、培ってきた想いや態度は、その人一代限りのものです。だからこそ、「人間国宝」などが存在して、高い価値を持ち、社会の尊敬を受けることになるのです。

人の自己修復力

一方、コンピュータに比べて人の機能として目立つ特徴は、「自己修復機能」があることだと思います。医療の世界では、人の持つ「自己修復機能」あるいは「自己修復力」は、古くはギリシャ時代から「自然治癒力（vis medicatrix naturae）」といわれてきたものに相当します。ギリシャ時代の医聖ヒポクラテスは、病気の治療も自然に従うことによってのみ目的を達するのであって、自然は本来「自然治癒力」を持っており、「病気を癒すのは自然である」といっています。このような考えから、治療の正道は、局所的、対症的ではなく、全身的、抜本的でなければならないとするヒポクラテス医学の根本思想が生まれたのです。

私が初めてヒポクラテスのいう「自然治癒力」というコンセプトのことを知ったのは、医学生時代でした。あることをきっかけにお世話になるようになった故 澤潟久敬（おもだか ひさゆき）先生（当時は大阪大学医学部医学概論教授）に教わったのです。澤潟先生は、その後、私の医哲学領域における恩師になりました。

私たちの生体に自然治癒力が備わっていることは、外傷や感冒の治癒過程を想像してみるだけでも容易に理解できます。高度な外科手術といえども、生体の有する「自然治癒力」を根底に置いて初めて成り立つ治療法です。生体にメスを入れるのは外科医であり、縫合するのも外科医ですが、傷口がくっついて治るのは生体の有する「自然治癒力」のおかげです。

ヒポクラテスの功績は、それまでの迷信的な医療のあり方を、観察と記述を重視した医学に変えようとしたこと、と同時に医師に厳しい修練の必要性を唱えたことですが、彼は「自然治癒力」を正しく認識していた人物でもあります。私たちは、現代医学の目覚ましい進歩に目が眩んで、本来生体に備わっている「自然治癒力」を軽視しがちになっています。いま一度医療の原点に立ち戻って、「自然治癒力」を重視した医療のあり方を考える必要があるように思います。その意味でも、ヒポクラテスは現代でも、私たちの「師」であり続けているように思います。

「こころの成長」と「目利きの勘」

さて、「自然治癒力」は身体だけでなく、心の面でも認められます。大きな心の傷（トラウマ）になるような衝撃的な出来事を経験した後の障害は、「外傷後ストレス障害」(posttraumatic stress disorders, PTSD) と名づけて、医療関連記事にもよく出てきて注目されています。

しかし、反対に、人間は外傷体験を契機にして成長することもあるのです。これを、「外傷後成長」(posttraumatic growth, PTG) と称しています。人生における大きな危機的体験や非常に辛い衝撃的な出来事の後で、前より成長するのです。傷ついた人がただ元に戻るのではなくて、前よりも、肯定的な変化、成長が見られるのです。それは、「こころの成長」です。人としての深い面での成長です。大きな困難と心の傷を乗り越えたからこその成長です。鍛えると磨かれる人間の「こころ」が、そこにはあります。

もう一つ、人がコンピュータよりも優れていると思われる特徴として、熟練した人の「直観力」を挙げることができるのではないでしょうか。「直観力」は人の有する「感性の働き」ですが、ある道に精通し、熟練した人には、多くの知識の広がりと深まりが根底にあって、こころの無意識の領域に蓄積されてきた記憶（したがって、頭で覚えているというのではなくて、むしろ身体が全体として覚えていて反応するような感じ）が、働いて生ずるもののように思います。

つまり、鍛えられた「目利きの勘」の凄さです。長年の「からだ」で覚えたものが、知識の広がりと深まりと相まって、感性がさらにより上のステップに導かれるといった感じです。

例として、天動説から地動説への「コペルニクス的転回」を挙げることができるかと思います。地動説とは、地球が太陽の周りを廻っているという学説ですが、地動説を唱えたコペルニクスが登場するルネッサンス以降の一六世紀まで、地球は宇宙の中心にあり、周りの天体が動いているという天動説が信じられてきました。地球上に住んでいる私たちにとって、地球は止まって見えるのだから日常的な生活に関する限り、天動説で特に不自由はなかったのです。しかし、知識を深めてより深く考え、かつ感じることのできるようになった人の感性にとっては、おかしいと感じることが存在したのです。火星などの惑星の動きを説明しづらいことなどですが、コペルニクスは一五四三年に没する前に、思索をまとめた著書を刊行し、地動説の測定や計算方法を記して、誰でも同じ方法で一年の長さや、各惑星の動きを測定できるようにしたのです。コペルニクスの発表から半世紀以上経っても、はっきりと地動説を支持した天文学者は、ケプラーとガリレイの二名のみであったといわれています。

自分の発見した真理の前には、宗教も、大衆をも恐れることのない心境にまで達したという例は、人の能力の大いなる可能性を示しているのではないでしょうか。

医療の中の時間

生体リズムに基づく時間治療学と年齢・環境・心理状態により異なる速さの感覚

物理的な時間と心理的な時間

九州の南端に近い鹿児島県指宿市に誕生した「メディポリスがん粒子線治療研究センター」という先端医療施設に、縁あって毎月一回お手伝いに出かけていた時期があります。この指宿で、がん患者とその家族の方々の直面している諸々の悩みや問題に関する語りを聴きながら、どのように対処するのが良いのかを一緒に考えるという時間を持っていたのです。つまり、がん患者さんの「こころの整理」のお手伝いをしているわけです。限りある命について真剣に考えるようになった方々が相手であるだけに、語り合いから気づくことや学ぶことも多く、充実した時間と空間を共有する体験をしております。

平素は大分という自然の恵みが豊かな土地に住んでいて、高度に人工的な大都市・東京の大学院にも定期的に勤務しながら、同時に、これとは全く逆に自然がたくさん残っている指宿という土地でも過ごす時間を持っていたのです。

東京と指宿という対照的な環境の中で強く感じることは、東京と指宿では時間の流れる速さが異なるということです。「都会の時間」は速く流れており、「田舎の時間」はゆったりと流れています。「物理的な時間」（つまり客観的な時間）は同じなのに、「心理的な時間」（つまり主観的な時間）は全く異なっているのです。そこで、この「時間」について、中でも特に「医療の中の時間」について、平素感じていることを語ってみたいと思います。

「不定時法」の中で暮らしていた祖先

現在私たちが使用している「時間」は、世界共通の標準時間です。経度〇度にある英国グリニッジ天文台の時計が刻む時間を採用しています。わが国では明治時代に入ってからのことです。

江戸時代までは、人間の生活にとって影響力の大きい太陽の見え方を基にして、生活の中で時間を捉えていました。太陽が少しでも地上で見えだした「日の出」の時と、太陽が全く地上から隠れてしまう「日没」の時を基準にして、一日を一二刻（こく）に分けた「不定時法」の中で暮らしていたわけです。日の出から日没までの時間を六等分するのが「昼間の一刻」（「一刻」は「一時（いっとき）」ともいう）であり、日没から日の出までの時間を六等分するのが「夜間の一刻」でした。

したがって、春分の日と秋分の日には、ちょうど一刻が二時間になります。たぶん、農耕が中心であった頃の私たちの祖先の生活には、このような太陽の見え方を基準にした時間を捉える方法がマッチしていたのだろうと思います。つまり、私たちの祖先の人たちは、自然の中で、自然とともに、自然を生かしながら生きていたのではないでしょうか。「一刻」より短い時間としては、「一刻」の四分の一（約三〇分）までは使うことはあっても、現在の「分」や「秒」に相当する時間はなかったのです。その必要がなかったのだろうと思います。

子供の頃には一日が長く感じられたのに、歳を重ねるに従い、時の経つのが速く感じられるようになることは、世の中で多くの人から異口同音に語られてきました。まさに加齢に伴い「光陰矢の如し」という感じになるわけで、「少年老いやすく、学なりがたし」という言葉は、いわゆる老境に入ると共感できる心境のようです。心理的な時間は年齢により異なるということです。

「待つ」ときの時間は長く感じられ、「待たせる」ときの時間の感覚とは違うように思います。物理的で客観的な時間は同じように流れていても、いまここで時間が過ぎて行く速さは、すでに過ぎ去った時間や未来の時間とも違っているように感じます。また、時間の長さの感覚は、そのときの気分の状態によっても大きく変わってきます。

時間薬理学と時間治療学

さて、医療の中での「時間」はどうでしょうか。昔から、巷では「日にちぐすり」というとても良い言葉があります。身体的な外傷を受けた際に、傷口が治るには、ある時間が必要です。精神的に受けた外傷体験が癒されるのにも、やはり同様に時間が必要です。生体内で何らかの反応が起こるには、それだけの時間が必要であるということなのです。医療は、生体の本来持っている「自然治癒力」の上に成り立っており、「自然治癒力」が働くためにはそれなりの時間が必要だということです。

「時間」について考えるとき、その「長さ」以外にもいろいろな要素が考えられます。たとえば「リズム」です。地球は自転しながら、太陽の周りを公転しているため、地球上には昼と夜という約二四時間を周期とするリズムと、春夏秋冬という一年を周期とする季節のリズムが生じています。その地球上に誕生した生物は、例外なくこのリズムの中で生きているのです。

そこで生体の種々の生理機能に、約二四時間（一日）を周期とする「概日リズム」(circadian rhythm：日周リズム）が認められ、人の病気の症状の発現の仕方にもこれがしばしば現れてきます。たとえば、気管支喘息では夜間発作型喘息が多いのですが、このような例示にはこと欠きません。薬物治療の行われる場を考えるとき、薬物の吸収・分布・代謝・排泄といった薬物動態（つまり、生体が薬物をどのように処理するか）は日周リズムの影響を受けることがあり、薬物が生体にどのように働きかけるかという薬力学についても同様なのです。

このような研究領域は「時間薬理学」と名づけられており、私が若い頃（といっても、三〇歳代半ばから四〇歳代後半にかけてですが）文字通り時間の経過を忘れるほど没頭していた研究分野なのです。時間薬理学的所見を実際の薬物治療に応用して、薬物治療の効果を最大限に高め、かつその有害反応を最小限にする学問領域を「時間治療学」と称しています。

病気の症状だけでなく、人がこの世に生まれてくる時間帯は、自然分娩の場合は明け方が多く、この世からあの世に旅立つ際には午前中が多いとされています。ただし、現在では医療が濃厚に関わってくることが多く、医療者の勤務する昼間の時間帯に誕生や死亡といったイベントが集中しています。

いまや、人間の病気の経過や誕生・死亡に至るまで、自然の状態をありのまま見ることのできる機会が極端に減っています。私が理想としている「大往生」など、よほど事前の周到な準備と周囲の協力がなければ、不可能に近い感じがします。人間の「いのち」を守るための医療のあり方が、根本から問い直されている時代なのではないでしょうか。

第4章

創薬育薬医療チームの中心で働く臨床研究コーディネーター（CRC）

「創薬」と「育薬」、そして「創薬育薬医療チーム」というコンセプトの誕生

フラクタルな「縦社会」としての医療界

わが国の特徴は、「縦社会」の文化だとよくいわれます。それに比べて、欧米は横のつながりが見える「横社会」の文化だというわけです。私は大学を卒業したあと、長い間、国立大学医学部と附属病院の中で仕事をしてきました。この世界は真に「縦社会」の典型で、講座の間、診療科の間、職種の間の風通しは、それぞれの内部における関係性に比べて、ずっと希薄であったように思います。このような特徴は、国内の大学だけでなく、会社でも、地方自治体でも、国の機関でも、同じように目につきます。

ところで、幾何学の世界に「フラクタル」という言葉があります。一つの図形を見たと

き、その一部を拡大すると再び同じような図形が現れ、またその一部を拡大するとまた同じような図形が現れてくるような場合、これを「フラクタル図形」と称するわけです。密教の「曼荼羅」に表された図形のイメージです。全体の一部が全体と自己相似になっているもの、つまり自己相似性のことで、広く自然界に存在しています。

具体的な例として、海岸線の形、樹木の枝分かれ、血管の走行、などに見られます。このフラクタル図形のイメージそのものが、日本の社会や医療の世界にも存在しているように思います。「縦社会」の文化のあるところでは、変化することを嫌う傾向が生じやすく、急激な社会の変化に対応して迅速に態勢を整えて動く際に、その動きを鈍くしがちになります。

ビジョンを共有するプレイヤーの育成

創薬と育薬は、国民の（やや大げさにいえば人類の）健康を守るために、創薬育薬ボランティアをも含む多職種の人たちが参画するプロセスです。各プレイヤーのプレイする場所が広くて離れていて、お互いのプレイが見えにくいため、自分自身が専門とする領域ではそれなりに一所懸命に頑張っているにもかかわらず、創薬と育薬の全体像が見え難くなっている人たちが生まれやすい領域でもあります。そこで、創薬と育薬のためのチームプレイがなかなか育たないのです。

二〇〇六年五〜六月頃に開催されたサッカーワールドカップのTV中継を、自宅でくつろいで観ていたとき、突如としてあるイメージが頭に浮かびました。それが「創薬育薬医療チーム」というコンセプトでした。

サッカー歴の長い欧米のチームに比べて、個人プレイのレベルは別としても、日本のチームプレイの遅れを感じてしまったのです。それ以来、創薬と育薬を「創薬育薬医療」として医療の中に位置づけ、この領域で働く人たちを「創薬育薬医療スタッフ」という一つのコンセプトでまとめることの重要性を、ことあるごとに、語ってきました。

その理由は、共通の目標を共有することにより、創薬と育薬を目指す同じ「創薬育薬医療チーム」のチームプレイヤーとしての自覚がスタッフの間に育ち、目指すビジョンを共有した効果的なチームプレイが生まれることに期待したからです。縁あってお手伝いするようになった国際医療福祉大学大学院の分野名を、「創薬育薬医療分野」に改称したのも、このような想いの延長線上に生まれたものです。

治験を含む臨床試験チームの中で、臨床研究コーディネーター（Clinical Research Coordinator, CRC）の役割は、文字通り、多職種の間のコーディネーションを行うことにより、縦社会の縦糸に横糸を渡して、美しい織物を紡ぎ出していくような働きなのです。

キーワードとしての「創薬」「育薬」の起源

さて、「創薬育薬医療」という言葉が誕生する基になった「創薬」と「育薬」という言葉は、いつ頃から使われるようになったのでしょうか。中国から私のところに留学して来ていた若き臨床薬理学者は、〝中国にはない素敵な言葉なので、帰国したら中国で普及させたい〟と語っていましたので、中国から輸入したものではありません。なお、その優秀な医師は、その後米国に渡ってしまったので、中国で普及させている気配はありません。

「創薬」という言葉は、一九八〇年頃から主として薬学領域で使用されるようになった言葉です。日本臨床薬理学会で、当時千葉大学薬学部教授をされていた北川晴男先生が、これからは「創薬」が重要だとよく言っておられました。当時は、「創薬」という言葉は、治験に移行する前の化学物質の合成から非臨床試験の段階を指して使用していました。

しかし一九九七年の新ＧＣＰ以降、治験の段階をも含めて、つまり有効性と安全性が確認されて厚生労働省から医薬品として承認されるまでの段階をひっくるめて「創薬」というようになりました。

一方、「育薬」は、一九九九年に放映されたある全国版のテレビ番組で、製造販売後の段階の臨床試験や調査研究を指すコンセプトとして、私が初めて使った言葉とされています。製造販売後の段階の諸活動は、「薬を育てる」というイメージがふさわしいことから生まれた言葉です。

「創薬」の「創」よりも「育薬」の「育」という言葉に共感する人がわが国には多いためなのでしょうか、この「育薬」という言葉は瞬く間に普及しました。わが国の文化に根ざした日本人のこころの底流を流れている美意識がそうさせたのではないでしょうか。つまり、多くの日本人には、「創薬」の「創」よりも、「育薬」の「育」のほうが身近に（つまり自分の問題として）感じられるのだろうと思います。

なお、「創薬」も「育薬」も、「創」と「育」という日本語の漢字独特の奥行きのある文字を使っていますので、英訳には馴染みがたい言葉です。しかし、あえて英訳をする必要が生じた際には、「創薬（Souyaku）」は〝Drug Discovery and Development〟、「育薬（Ikuyaku）」は〝Drug Fostering and Evolution〟と表現することにしています。

参加体験型学習の重要性

薬は治験段階の臨床試験により有効性と安全性が確認され、厚生労働省から製造販売の承認の得られた化学物質ですが、合理的使用法に関する信頼性の高いエビデンスとセットになって初めて、患者のために真に役立つようになります。そのためには、国内に「臨床試験のこころ」を持った医療者が数多く育ち、また、臨床研究者やＣＲＣをはじめとする多くの創薬育薬医療スタッフが育つことが必要です。

優れたスタッフの育成のためには、種々の職種からなる創薬育薬医療スタッフが一堂に会して混ざり合って同じ課題を解決するという学習の機会（たとえば、参加体験型学習である本来の意味での「ワークショップ」など）を増やす必要があるのではないでしょうか。そのような想いから、ＣＲＣや医療コミュニケーションのためのワークショップを、日本全国の各地で開催することに挑戦しています。

なぜ、「創薬ボランティア」「育薬ボランティア」なのか?

「治験」をわかりやすく説明する必要性

医薬品の臨床研究、中でも特に治験を含む臨床試験に関連した専門用語には、一般の方々にはわかりにくいものがたくさんあります。たとえば、プラセボ対照、ランダム化（無作為化）、二重盲検法、有害事象などは、その最たるものでしょう。

つまり、私たちが、薬の好ましい作用（効果・有効性）と好ましくない作用（副作用・安全性）を信頼できるエビデンスとして確認するために、人の知性が長年をかけて作り出した科学的な方法を、個々の患者の治療を最優先する臨床の場で、患者に説明して参加をお願いするのです。患者にとって理解しにくいのはあたり前なのではないでしょうか。したがって当然のことながら、私たち創薬育薬医療の領域で働く者が、わかりやすく説明するために努力を払う必要が生まれてくるのです。

医療に関する言葉には、一般の方々にとってはわかりにくい言葉が多い、と同時に、「もっとわかりやすくしてほしい」という希望が多いといわれています。「『病院の言葉』を分かりやすくする提案」が公表されました（二〇〇九年）。最近の医療の分野では、患者中心の医療の考え方が広まり、医療者は十分に説明をし、患者はその説明された内容を、理解し納得した上で、自らの医療を選ぶことが求められています。

特に治験では、自分自身の治療にとってプラスになるかもしれないけれども、プラスにはならないかもしれないという臨床試験への参加を打診されるわけです。一般の診療の場面では受益者は患者自身になりますが、治験では自分の治療を超えて、自分の子孫を含む未来の患者が受益者になるわけですので、このことをはっきりと理解していただく必要があります。

「治験」を説明するための〝三段階のプロセス〟

一九九七年に新ＧＣＰになって以降、わが国で「治験」という言葉を聞いたことのある人の割合、つまり「認知率」は高まっています（『病院の言葉』を分かりやすくする提案」による と六八・六％。以下のカッコ内の数字は同じ出典）。しかし問題は、「治験」という言葉は聞いたことがあるのに、中身の本当の意味はまだよくわかっていない人が多いことです。つまり、治験の「理解度」はあまり高くないのです（六三・〇％）。「その人に合っているかどうかを治療してみること」と誤解していたり（一六・〇％）、薬を無料で投与してもらえるものだと誤解する人（一四・二％）や、効果や毒性のわからないものを投与する人体実験のようなものだと誤解する人（九・三％）もいます。「治験」という言葉の古い意味である「治療のききめ」という説明のなされている国語辞典もあることから、現在私たちが使っている「治験」の意味とは違う意味に受け取られてしまう危険性があるのです。

「『病院の言葉』を分かりやすくする提案」によると、「治験」の説明は、もう一歩踏み込んで明確に説明する必要のある言葉とされています。もう一歩踏み込むために、三段階のプロセスが提案されています。

まず、第一段階（まずこれだけは）では、「新薬の開発のための人での試験」であること。第二段階（少し詳しく）では、「新しい薬を開発するために、人での効果や安全性を調べる試験のことです。動物実験などで効果や安全性が確かめられたものについて、人での試験に進みます」ということ。第三段階（時間をかけてじっくりと）では、「新しい薬を開発するために、人での治療の効果や安全性を調べる試験のことです。製薬会社が開発する新しい薬は、厚生労働省の承認が必要です。この承認を受けるために行われるのが『治験（ちけん）』です。動物実験などで効果や安全性が確かめられたものについて、人での試験に進みます。『治験』は、『治療の試験』という意味です」ということ。さらに、治験の説明をする際の言葉遣いのポイントとして、「『治験』と漢字で書き、『治療の試験』の意味であることを伝えた上で、開発中の新薬の試験であることをきちんと説明すること」という提案です。

また、「臨床試験」という言葉は比較的一般に知られている言葉（認知率九二・〇％、理解率八五・四％）なので、「治験」を説明する際にも持ち出すのもよい、として勧められています。

「創薬ボランティア」「育薬ボランティア」の原点

さて、一九九七年にＧＣＰが改定されて新ＧＣＰとして薬事法の中で法制化されたときに、当時の厚生省の研究班として、「新ＧＣＰ普及定着総合研究班」（主任研究者：中野重行）

が編成されました。新GCPはそれまでの治験の実施方法を大きく変えるものだったので、その普及と定着のためにはもろもろの対策が必要であり、その対策を練ることを目的とした研究班でした。インフォームドコンセントや治験支援スタッフ養成検討作業班など六つの作業班の一つとして、「被験者のメリット・市民への治験啓発策検討作業班」を私がお世話することになりました。この作業班は、短期のみでなく長期的な視野で、治験のことを一般市民の方々に理解していただくための種々の対策を提案しました。治験への参加に伴い増える負担を軽減するための「負担軽減費」、待たなくてよい予約制の「治験外来」、「治験啓発ビデオの作成」などは、この作業班の提案をきっかけとして生まれたものです。

その作業班の提案の中に、「治験に参加する被験者を『創薬ボランティア』と名づけよう！」というものがありました。「治験」と「被験者」という特別に説明の必要な二つの言葉がわかりにくいので、被験者になる本来の目的は「創薬」のためであり、被験者になるという行為の本質である「ボランティア」を組み合わせて、「創薬ボランティア」という簡潔な言葉で表してはいかがか、という提案です。多くの方々はこの提案に賛同してくださいました。しかし、「ボランティア」という言葉が美しすぎると感じて、抵抗感を表明された方もありました。国際的には「ボランティアとは、voluntary に（自発的な意思に基づいて）参加する人」のことです。世界医師会のヘルシンキ宣言の中に〝Subjects must be volunteers〟と記載されているように、ボランティアでない人を対象に臨床研究を行ってはいけないのです。しかし、ボランティアを「無報酬で他人のために奉仕する人」と捉えるという日本人の美意識が、このような抵抗感を生んでいるという印象がありました。

その後、「創薬ボランティア」の延長線上に、製造販売後（市販後）医薬品の臨床試験の被験者を表す言葉として「育薬ボランティア」が誕生しました。

治験で私たちが本当に確かめたいのは、「被験薬」の実力（有効性と安全性）なのです。「被験薬」の科学的な評価は、「人を介さないとできない！」のです。つまり、被験者を通して被験薬を評価しようとしているのです。したがって、被験者は「被験薬」を評価するための創薬育薬医療チームに不可欠の「参画者（participant）」です。今後、この領域の言葉をわかりやすくする際に、「創薬ボランティア」「育薬ボランティア」という言葉が誕生した際の原点を、いま一度思い起こしていただきたいと思っています。

CRCとしての成功に導く「3つのC」

CRCあり方会議の〝こころ〟、Creativity、Communication

視点を変え、物事の全体像を捉える必要性

「鶏の卵は丸い！」と言ったら、一瞬、周囲の空気が変わるのではないでしょうか。「鶏の卵は楕円形に似た〝たまご型〟だよ！」と否定されてしまいそうです。しかし、鶏の卵の形が真ん丸に見える視点が、両端に二つだけあります。また、円柱だって、見る角度によっては、四角形であったり、真丸であったりするのですから……。

私たちの生きている世界にしても、自分のいまいる場所から見える風景には必ず何らかの制約が加わっているため、各人のいる場所によって独自の見え方が生まれます。そして、同じ場所で生活している人たちとだけで日々会話を交わしていると、いつの間にか、自分

たちの立ち位置で見ているものがすべてであるような感じになってしまいます。別の視点からの異なった見え方があることが理解できないまま、つい別の見え方を軽視するか無視してしまうことにもなりかねないように思います。いえ、異なった見え方があることが頭の片隅にさえ浮かばないようになるかもしれないのです。

つまり、物事の全体像が見えるようにするためには、自分の立ち位置をいろいろと変えてみるか、自分の立ち位置を変えることが難しい場合には、別の場所で見ている人にどのように見えているかを聞いてみて、自分の頭の中で全体像を描いてみることがとても重要になってきます。

このことをCRCやCRAをはじめとする多くのスタッフが働いている「臨床試験チーム」（**図1**）を例として取り上げて、考えてみたいと思います。医薬品や医療機器の臨床試験は、多くのスタッフ（プレイヤー）が協働して働くチームで行うものです。まさに「臨床試験チーム」であり、「ザ・チーム」なのです。

「臨床試験チーム」がチームとして機能するためには、チーム内の各プレイヤーの協働が成り立つことがキーになります。チームとしての目的と情報を各プレイヤーが共有して

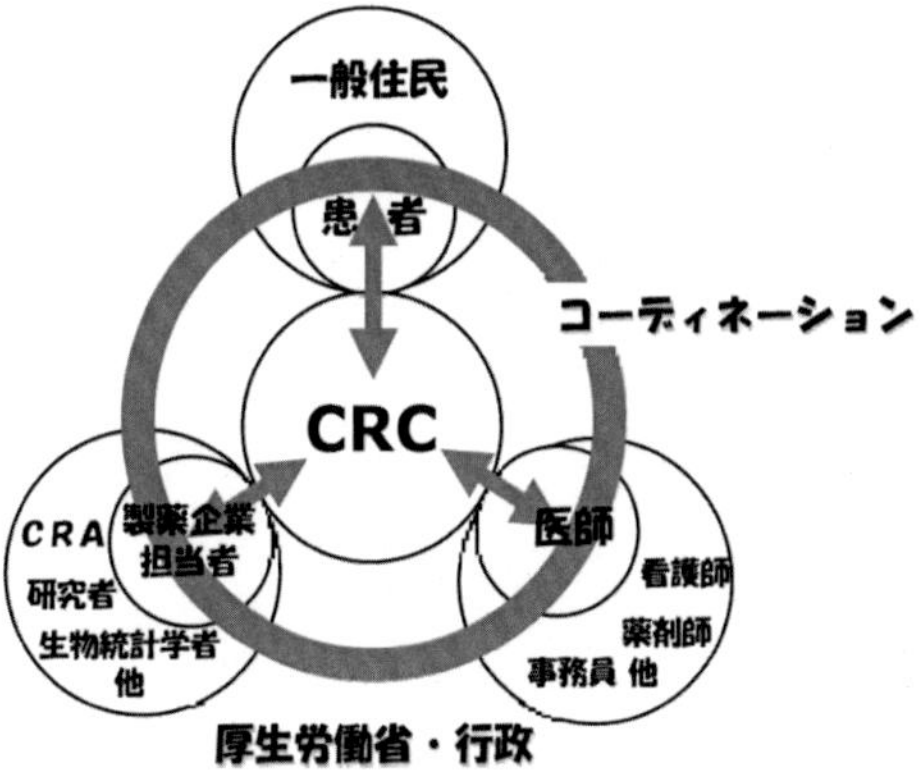

図1. 臨床試験チーム (The team)

初めて、各プレイヤーの間での協働が生まれます。

「病人が対象の世界」と「疾患が対象の世界」

医薬品や医療機器の有効性や安全性は、患者に使ってみて、被験者となる患者の反応を通してしか評価できません。臨床試験はこの厳然たる事実(あるいは制約)からスタートするのですが、患者が治療を受けている「医療の場」の中に「臨床試験の場」が入り込んでくるのが、多くの臨床試験の姿なのです。

前者の「医療の場」では、患者の治療が目的です。個々の患者は、自らが最善の治療を受けることを希望しています。「病人が対象の世界」と表現することもできます。一方、後者の「臨

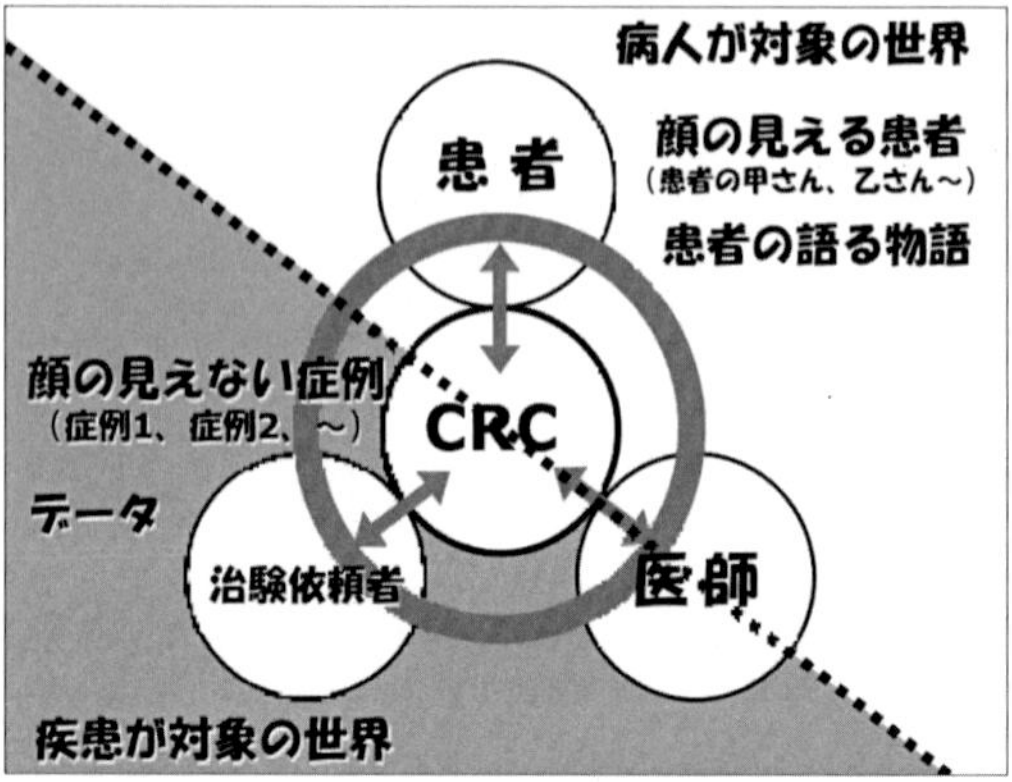

図２．「病人が対象の世界」と「疾患が対象の世界」：
CRC は両方にまたがる領域で働く職種

床試験の場」では、科学的手続きにより信頼性の高いエビデンスを得ることが目的です。科学的な手続きでは、疾患が対象になり、症例となる患者のデータが取り扱われます。「疾患が対象の世界」と表現することもできます。

ＣＲＣは、「病人が対象の世界」と「疾患が対象の世界」の両方にまたがった領域で働いています。したがって、「個々の患者の顔の見える世界」から、被験者となる患者の反応をデータに変換して、「症例のデータ」に置き換える場で働いていることになります。

医師が臨床試験を担当するときにも、臨床試験担当医師となって働くことになりますので、ＣＲＣと同様のことがいえます。そこで、図１の中央に斜線を記入してみると、この関係がわかりやすくなります（**図2**）。

「CRCと臨床試験のあり方を考える会議」（略称：CRCあり方会議）は毎年秋に開催され、三〇〇〇人以上が参加する熱気のある会議に育っていますが、会議のコンセプトが徐々に「〝CRCのあり方〟と〝臨床試験のあり方〟を考える会議」から、「〝患者のためになる〟質の高い医療を求めて、〝CRCと一緒に〟考えてみよう！」に変わってきました。これが「CRCあり方会議の〝こころ〟」といってもよいと思います。つまり、〝CRC〟と〝臨床試験〟の間にある〝と〟の意味が、英語の〝and〟から〝with〟に変わってきたのです。

図2の左下の「疾患が対象の世界」で働いているCRAを含む多くの職種の方々にとって、CRCの語る話を聞き、CRCとディスカッションする機会は、視野を広げるのに役立つはずであり、逆にCRCにとっても、有意義な時間を共有することになるように思うのです。

現代は専門分化の進んだ時代です。今後もますますこの傾向は進行していくものと予測されます。したがって、これから求められる人材には、創造性（Creativity）とコミュニケーション（Communication）能力が求められます。ここでいう創造性とは、小さな工夫から大きな改革まで、外的なことから自分自身の内面のことまでを含み、目の前に生ずるいろいろな問題を発見し、解決し、改善する能力です。

ＣＲＣあり方会議の「患者のためになる質の高い医療を求めるこころ」、Creativity、Communication の三つは、ＣＲＣやＣＲＡにとって、成功に導く〝三つのＣ〟といってよいキーワードだと思います。

Be strict and flexible! 厳密に、かつ、柔軟に!
創薬育薬医療スタッフに求められる能力として

医療に求められる二つの態度

物事に対して厳密に対応しようとして、つい一所懸命になりすぎると、辺りの空気が乾いてくる感じがしたことはないでしょうか。しかし反対に、人間関係を大切にするあまり、つい遠慮してしまい、厳密に対応できなかったことを嘆いたことはないでしょうか。私たちは、物事に対して厳密に対応しようとすると「堅い(rigid な)態度」(融通の利かない態度)になりやすく、反対に、柔軟に対応しようとすると「いい加減(loose)な態度」になりやすいものです。

臨床研究コーディネーター(CRC)や臨床開発モニター(CRA)を含む創薬育薬医

療スタッフの仕事は、ＣＲＣにはサイエンスとして信頼できるデータを得るとともに、ＧＣＰや倫理指針を遵守して行うという点で、また、ＣＲＡには治験の質の品質管理（ＱＣ）をモニタリングにより行うという点で「厳密さを求める態度」が必須なのです。

と同時に、現実的には患者や他のメンバーとの人的な交流、つまりコミュニケーションが欠かせないという意味で「柔軟さを求める態度」が必須となります。


つまり、厳密さ（strict）と柔軟さ（flexible）の両方を共存できる能力（この二つの態度の間を柔らかく行き来できる能力）が求められているのです。

一見して、矛盾しているような二つの態度です。しかし、厳密さ求める態度と柔軟さを求める態度は、同じ軸の両極にあるのではなくて、二つの別の軸であると考えるのが良いように思います。この考え方を視覚化すると図のようになります。

この図の右上の第一象限が、「成功ゾーン（Success Zone）」です。この「成功ゾーン」に入ると、本人も周りの人も、両方共がハッピーになるのです。また、「?」のゾーンは、冒頭に掲げた問題の生ずるゾーンです。「Fail Zone」は、もちろん「失敗ゾーン」です。

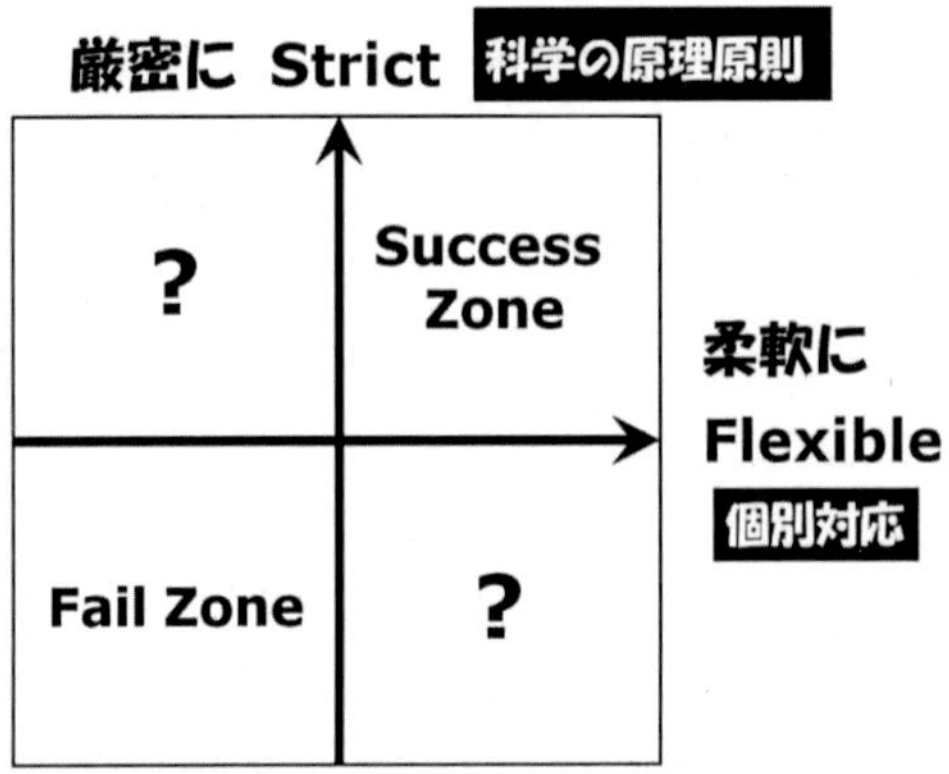

●創薬育薬医療スタッフ（ＣＲＣやＣＲＡを含む）に必要な「厳密（Strict）さを求める態度」と「柔軟（Flexible）に対応しようとする態度」とそのバランス

もともと医療の基本構造の中には、厳密に対応するとうまくいく領域と、それだけではうまくいかない領域があるように思います。したがって、ＣＲＣやＣＲＡにとっては、信頼できるデータを得るために厳密さを求めようとする態度と、患者や他のスタッフに対して柔軟に対応しようとする態度という二つの間を、臨機応変に、やわらかく行き来できるようになるトレーニングが必要になってきます。

「厳密さを求める態度」は理性（または知性）優位の態度です。「柔軟に対応する態度」は感性優位の態度です。

そこで理性と感性をバランス良く使うことが、ＣＲＣとＣＲＡにとっては、とても重要になってきます。いえ、CRCやCRAに限らず、医療の中で働く多くのスタッフにとっての「成功ゾーン」は、同じ領域にあるように思います。

あるCRCの言葉

もう相当前の米国ボストンでの話になります。「米国の病院でリサーチナース（CRC）の仕事をしていて、キーになるポイントは何ですか？」と尋ねたところ、聡明で、しかもチャーミングなCRCの女性から発せられた〝Strict and Flexible〟という言葉は、いまも鮮やかに脳裏に焼き付いています。「先日、自分が支援している治験の principal investigator である精神科医にこのことを話したら、〝crazy〟だ（気違いじみている）と言われた……」と笑いながら語ってくれたのです。わが国内では新GCPの時代が始まり、CRCの養成のための本格的な研修会が組まれるようになった一九九八年のことです。

ボストンで開催された国際会議のシンポジウムで、医薬品の治験のあり方について、日本の医師としての意見を求められて招待を受けた際に、なかなか得がたい機会だったので、米国の最新治験事情を何箇所か見せてもらったのです。ボストンにある Beth Israel Deaconess Medical Center もそのとき訪問した医療機関の一つでした。

わが国のような独自の大学病院を有しないHarvard Medical Schoolの教育病院にもなっており、一九七二年には世界に先駆けて独自に「患者には権利がある」と一〇項目からなる権利を、患者に知らせたことでも有名な由緒ある病院です。

この病院でCRCとして働いていた彼女は、約束していた一時間を遥かに超えて、昼食時間にかけてまで、以前働いていた麻酔科とEmergency Room（救急部）で行っている治験を支援していることもあって、治験の現場を案内してくれたのです。ここが、テレビの「ER」という番組の舞台のモデルになっているなどと話しながら……。

彼女の話の中で、もう一つ印象に強く残っているのは、CRCとして大切にしていることは〝Walk and Talk〟だと語っていたことです。この言葉が韻を踏んでいて、その響きが私はとても好きなのですが、CRCにとっても、CRAにとっても、いえ、どのような仕事をしている医療者であっても、〝Strict and Flexible〟という言葉とともに、〝Walk and Talk〟はとても重要なことのように思います。

〝Be strict〟と〝Be flexible〟という二つの態度を行き来できる習慣を身につけてしまうと、それこそがまさにプロフェッショナルといえることなのですが、ただ医療者としてだけでなく、この世の中で生きていく際にも、また、こころとからだの健康にとっても、大いに有益な、ぜひとも身につけたい心の持ち方と態度なのではないでしょうか。

〝Walk and Talk〟と共に、こころに置いておきたい言葉です。

この半世紀で変わったこと、変わらないこと、変わってはいけないこと

初心忘るべからず！ 不易流行！

様変わりしたものと、変わらず続くもの

「半世紀」の時間の流れというと、皆さんの頭にはどのようなことが浮かんでくるでしょうか？ 五〇年も時が経つといろいろなものが変わります。半世紀前のわが国の医療では、手術可能なよほどの早期がんでなければ、患者にがんという病名を告げることはほとんどありませんでした。がんは死に至る病という印象が強くて、本人の闘病生活にとっては、知らないほうが何かと良いだろうという、いまから考えるとかなり独りよがりの思いやりから出た慣習だったように思います。

治療の現場では、ビタミン欠乏症でもない患者のいろいろな不定愁訴に対して、ビタミ

ンB_1大量療法が国内の至るところで氾濫していました。

医学部卒業と医師国家試験に合格するまでの間の身分の不安定な時期には、臨床各科を回る一年間のインターンと称する卒後臨床研修制度が存在していました。

半世紀経った現在、医療の現場は大きく様変わりしました。特に目につくのは、画像診断（CT、MRIなど）の技術革新です。血液生化学検査の項目も増えました。診療録は電子カルテ化されました。脳死が認められ、臓器移植の種類も増えています。文書同意も一般的になりました。がん切除手術を必要としない粒子線治療といった最先端の治療技術も開発されました。

医薬品に目を向けると、新しい薬が次々と開発されました。たとえば、H_2受容体拮抗薬やプロトンポンプ阻害薬の開発により、難治性の消化性潰瘍は手術する必要がなくなりました。医療機関内で、倫理委員会やIRB、リスクマネジメント委員会などの活動が日常的に行われることは、半世紀前には想像もできないことでした。iPS細胞による再生医療の臨床試験が始まり、これからの医療はさらに大きく変わろうとしています。

私が専門にしてきた「臨床薬理学」と「心身医学」は、いずれも半世紀前に新しく誕生しつつあった学問領域でした。この半世紀の半分以上勤務している大分大学医学部(旧・大分医科大学)は、まだこの世に存在さえしていなかったのです。治験を含む臨床試験の領域では、GCP、臨床研究に関する倫理指針、CRC、SMO、CROなど、すべて新しく誕生したものばかりです。

日常の生活場面でも、携帯電話、スマートフォン、デジカメ、DVD、パソコン、ハイブリッドカー、新幹線、飛行機など、科学技術の進歩による恩恵を抜きにしては、いまや快適に過ごせなくなっています。

一方で、医療の中で全く変わらず続いている風景もあります。最たるものは、医療の中にある「患者と医療者の間の人間関係」です。科学技術と医療機器の進歩や人工的な環境が増えた分だけ、相対的に人間関係が希薄になった感じがすることがあります。

しかし、「助かりたい、楽になりたい」という人間と、「人間として、人間を助けたい」という人間がいて、ごく自然に生まれた営みが「医療の原点」です。したがって、患者にとっても、医療者にとっても、患者の話をよく聴き、わかりやすく説明し、患者に心からわかってもらうことは、半世紀を隔てた現在でも、全く変わらずに必須となる行為です。

級友との再会で浮かんだ二つの言葉

「大学卒業後五〇周年記念同窓会」が、二〇一五年の春、母校と母校のある私の育った故郷で開催されました。医学部は一学年がまだ八〇名の時代でした。二割弱の級友は、すでにあの世に旅立ちました。生存者の七割強にあたる四九名が出席しました。健康を害して来られなかった友もおり、これが最後の同窓会と覚悟を決めて出席した友もいました。郷里で医業を営む世話人となった級友たちの粋な計らいで、皆が学生時代に、本格的に医学を学び始めた初心の頃に、毎日授業に使っていた古いレンガ建ての教室（現在は講義室ではない）に土曜日の午後から集合して、学長の近況報告と意見交換、二名の医学生代表の現代医学生生活に関する発表と意見交換を行うところから、同窓会記念行事が始まりました。麻酔科医で米国在住の友も、久しぶりに帰国して、意見交換の輪に入ってくれました。その後、医学部と附属病院内を見学しました。

ホテルに移動してからの懇親会では、まず亡くなった友へ黙とうを捧げたあと、前回同窓会の世話人代表が務めるという慣習に従って、前年の二〇一四年に別府で同窓会の世話人を務めた私が乾杯の音頭を取り、開宴となりました。乾杯の際の私の短い挨拶では、すでにあの世に旅立ったり、闘病中であったり、リハビリ中であったりして残念ながら来られなかった友の気持ちに思いを馳せながら、出席者の気持ちを三つにまとめてお話ししました。

本日参加できたことに対する感謝の気持ち。残された人生の持ち時間を社会に役立つ形で還元したいこと。社会にとって真に有能な人材を育成するという意味での母校のますますの発展を祈念したいこと。この三つの思いを込めて、杯を交わした次第です。

翌日の日曜日は、朝から、観光バスで二年間進学課程を過ごした全国で二番目に広いとされている大学キャンパス内で、様変わりしたり、あるいは面影のまだ残っている風景を、久し振りに案内していただきました。その後、夢二郷土美術館を訪れ、日本三名園の一つである岡山後楽園を市民ボランティアの観光案内付きで散策して、解散しました。

「懐かしかった」「同窓会に来れて良かった」といったポジティブな感想が、多くの友の口から飛び交っていました。この卒後五〇周年記念同窓会に出席して、私の頭にごく自然に浮かんできた言葉が二つあります。この二つの言葉に表現されている思いが、誰も言葉にはしていなくとも、多くの友の心の底に流れていたことが、半世紀前にタイムスリップしたような一時を過ごして満足感を満喫できたことの最大の理由だったように思えます。

頭に浮かんできた一つは、「初心忘るべからず！」という能楽の修行について書いた世阿弥の言葉です。何事においても、いかに経験を積んだとしても、常に始めた頃の謙虚で真剣な気持ちを忘れずに持ち続けなければならないという戒めの言葉です。

もう一つは、「不易流行」という松尾芭蕉の言葉です。俳句は十七音という世界一短い詩であるため、常に新しい表現を心がけないと陳腐な句しかできないので、絶えず新しさを追究していくことが「流行」です。「不易」は、俳句として存立する不変の条件（五七五の十七音の形、季語の存在など）となる原則を守り抜いて維持しようとすることです。

医療の世界にいても同じことで、「不易」と「流行」の両方を意識して生きていくことが、何にも増して大切なことだという思いを、新たにしたのでした。

第5章

臨床試験をわかりやすくするために

〝Back to the Future〟と臨床試験
治験啓発用ビデオ誕生の裏話

時間軸を自由に動かす必要性

〝バック・トゥ・ザ・フューチャー〟（Back to the Future）は、一九八五年に公開されて大ヒットしたアメリカのSF映画のタイトルです。巨匠スティーヴン・スピルバーグによる製作総指揮の下に作成され、その後PART2（一九八九年）、PART3（一九九〇年）も出ています。カリフォルニア州に住む高校生の主人公が、科学者であるブラウン博士（通称：ドク）を手伝って、ドクが開発したタイムマシンの実験をするところから物語は始まります。幸いにして実験は成功したのですが、もろもろの事情で三〇年前の一九五五年にタイムスリップしてしまったのです。しかし、一九八五年に戻ろうとするのですがタイムマシンの燃料を使い果たしてしまい、未来である一九八五年に帰ることができなくなってしまうのです。そこで未来に帰るために、手に汗握るドラマが繰り広げられることになります。

この一九八五年は、主人公の高校生の父親と母親が結婚するきっかけを得た年だったのですが、このままでは父親と母親が結婚せずに終わり、その結果自分が生まれなかったことになり、自分の存在そのものが消滅してしまうかもしれない、といったスリル満点の場面も出てきます。映画の内容について解説をすることが、本稿の目的ではありませんので、さっそく、本題に入りたいと思います。

この時間軸を自由に動かすことのできる〝タイムマシン〟と〝Back to the Future〟(「過去に帰る」のではなく「未来に帰る」)という奇抜なタイトルには、強力なインパクトがありました。このSF映画のお話を冒頭で取り上げたのは、GCPが改定されて新GCPの時代になった直後の一九九八年から一九九九年にかけて、一般市民を対象にした「治験普及啓発ビデオ」を当時の厚生省の「治験を円滑に推進するための検討会」の監修により作成した際に、私がその製作責任者を務めたことがあり、そのときの裏話を書き残しておく必要があると思ったからなのです。

治験を含む臨床試験の意義を一般市民の方々に理解していただくためには、時間軸を自由に動かすことが必要だと、以前から感じていました。つまり、被験者として参加することは、未来の患者のために役立つ可能性のある研究に自由意思でボランティアとして参加するのであって、自分のプラスになることもあるかもしれないとしても、主に恩恵を受ける可能性が高いのは未来の患者（具体的には、被験者の子供や孫たち）なのです。また、現在多くの人たちが恩恵を受けている医薬品は、天から降ってくるものではなく、過去に被験者として治験に参加した人たちのおかげなのです。この点がときとして、忘れられたような議論がなされる場面があるのではないでしょうか。

また、医薬品の治験に関しては、目的は創薬のためであり、被験者として参加するということはボランティアとしての行為であることをはっきりとさせるために、「創薬ボランティア」という言葉を提案しました。医薬品に限らず医療機器も含めた臨床試験を全体として捉えると、「臨床試験ボランティア」という言葉のほうがふさわしいかもしれません。

一五通りの使い方が可能な三巻のビデオ

そこで新GCPに改定された際に、当時の厚生省で組織された「新GCP普及定着総合研究班」（主任研究者：中野重行）の中の六つの作業班の一つ「被験者のメリット・市民への治験啓発策検討作業班」で、「一般市民に治験のことをよりよく理解していただくためのVTRモデルシナリオ」（ご存知ですか？　くすりの開発と治験：創薬ボランティア）を作成して、最終報告書の中で公表しました。

時間軸を自由に動かすためには、アニメーションが必須と考えました。そこで、このアニメーション用に作成したモデルシナリオを基にして、応募のあった二〇社の企画の中から、数名の独立した審査委員の採点により一社に絞り込んで作成したのが、「治験普及啓発ビデオ」なのです。

企画の当初の段階では、一五分程度の「創薬ボランティアって何？」というビデオを一本だけ作成する予定でした。予算はその一本のためのものでした。しかし、作成を進めていくうちに、「創薬ボランティア」を一般市民の方々に理解していただくためには、「くすりができるまで」のプロセスの理解が必要であり、その前に、薬についても理解してもらうことが必須だろうということになり、「くすりってなあに？」についても作成することになったのです。本来一本のビデオ作成用の予算額で、いろいろと工夫しながら三本のビデオを作成したのです。

時間軸を自由に動かす「ワープ」という手法を使うために、キャラクターとして「メディスン博士」を登場させました。絵コンテの作成から、声優による吹き込みの現場にも立ち会いました。忙しい声優の方々が多かったので全員の日程の合う日に作業を集中して、一日で済ませようということになり、吹き込みは深夜にまで及び、セリフはその場で表現法を変えてもらった場面もあり、いま思い出しても、懐かしく、かつ貴重な経験をさせてもらいました。

この「治験普及啓発ビデオ」（全三巻）は、当時の厚生省サイドの事情により、二〇〇〇部余りの限定版となり、市販されることはありませんでした。その後、このビデオの存在そのものを知らない方が多いことを知り、とても残念に思っておりました。いまからでも多くの方々に、このビデオを観ていただき、有効にお使いいただきたいと希望しています。

「治験普及啓発ビデオ」（監修：厚生省 治験を円滑に推進するための検討会、制作：株式会社協和企画、製作協力：株式会社ＢＢプロモーション）は、次の三巻から構成されています。A、B、Cの順序を含めた組み合わせの仕方により、一五通りの使い方が可能です（編注）。

A：「くすりってなあに?」（一五分）【主な内容】古代の薬、ペニシリンの発見、ストレプトマイシンと結核、バイオテクノロジーと薬、薬の正しい飲み方と使い方など

B：「くすりができるまで」（一九分）【主な内容】基礎研究、非臨床試験、臨床試験（治験）の必要性、治験の手続き（比較試験・無作為割り付け・二重盲検法）、インフォームドコンセント など

C：「創薬ボランティアって何?」（臨床試験ボランティア）（一六分）【主な内容】創薬ボランティアとは、臨床試験の意義

（編注）「治験普及啓発ビデオ」（全三巻）は、一般財団法人 臨床試験支援財団（中野重行理事長）のホームページで観ることができます。URL http://www.ctpf.or.jp/movie/index.html

治験の三要素から誕生した図
ビジュアルに訴えることによる期待以上の効果

「智に働けば角が立つ。情に棹させば流される。意地を通せば窮屈だ。兎角に人の世は住みにくい」

夏目漱石の「草枕」の冒頭に出てくる有名な一文です。「知情意」という人間の心の働きの基本となる三つの機能を、見事に特徴を捉えて表現していると思います。この「知情意」に限らず、種々のものや現象などを三つにまとめて表現することは、古くから行われてきました。三つにまとめると、わかりやすくなるのです。

上中下、優良可、ＡＢＣ、金銀銅、といった順序を付けることのできるものから、日本の武道で重視されてきた「心技体」、古代ギリシャにおいて人間の理想とされた「真善美」、現代の職場におけるコミュニケーションの基本とされる「報連相」などもそうです。CRCの研修や認定CRC試験で重視している「知識・技能・態度」も同様です。

安倍晋三首相が打ち出している経済政策「アベノミクス三本の矢」は、同郷の大先輩である毛利元就が三人の子に伝えたとされる「三本の矢の教え」の影響を強く受けていることは疑う余地がありません。どの道を歩むにしても高みを目指す際に重要とされている学習のステップを表す「守破離」の考え方は、私が教育の現場で好んで使っている言葉です。

私が講演会などで使用するスライドでも、重要なことを三つにまとめて表示することが多いことに気づかれた方も多いかと思います。本稿では、私がなぜ「三つ」(あるいは三本柱)の「三」という数字にこだわっているのか、その理由について語ってみたいと思います。

治験を三者のプレイヤーで表現

学生時代から要点を三つにまとめることを好んでいました。遅くとも医学生時代にはそうでした。三つにまとめると、なんとなく落ち着くことができたのだと思います。机を例に取ると、一本脚や二本脚では机は立ちません。三本の脚になると立派に立ちます。しかも、各脚の長さが異なっていても、三本脚であれば床が平らでなくても安定して立つことができます。しかし、脚が四本になると、逆に不安定になりかねません。脚の長さがきれいに揃わないと、ガタガタして不安定になってしまうのです。また、要点を三つにまとめると、記憶にも残りやすいと思います。

私が自分で作り、使ってきたスライドの図を例にして説明します。

わが国における医薬品の臨床試験の実施方法が大きく変わった頃、つまり、旧GCPから新GCPに変わる前後の頃の話になりますが、いろいろなところで講演する機会がありました。医療関係者だけでなく、一般市民の方々にお話しする機会が、数多くあったのです。中には、NHKや民放の全国版の番組もありました。そこで、自分の抱いている治験のイメージをわかりやすい図にすることが必要だと感じるようになりました。「治験依頼者」、「治験担当医師」（または医療者）、被験者になる「患者」の三者が、治験の必須プレイヤーです。

そこで、この三者を同じ大きさの丸で描き、全体の配列が三角形になるように並べました。この三者の位置については、迷うことなく図のようになりました。「患者」が三角形の頂点にきます。そうでないと落ち着きません。このようにして出来上がった三角形を、

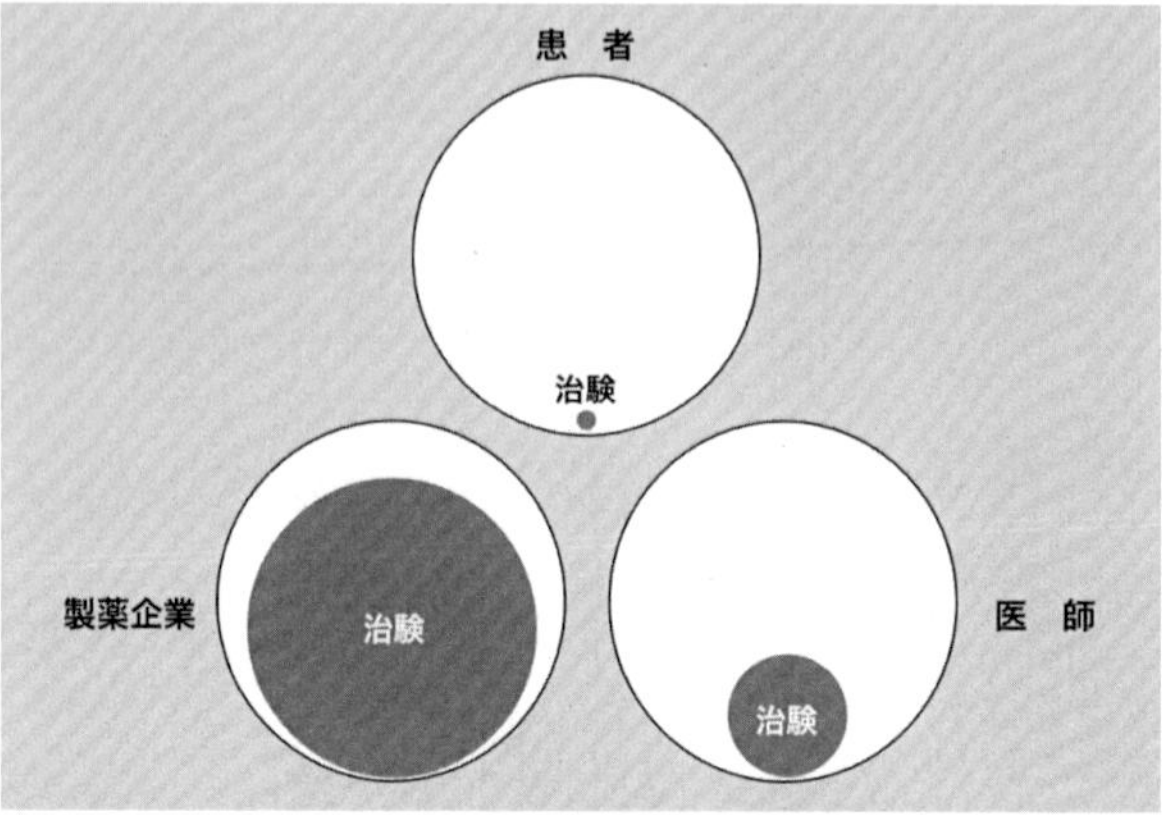

「臨床試験（治験）の基本三角形」と意識の中で「治験」が占める大きさに関する三者間の比較を示す

その後「臨床試験（治験）の基本三角形」（ベーシックトライアングル）と名づけました。

その後、三者の心の中で「治験」が占めている大きさや重みが異なることを強く意識するようになり、治験を健全に育てていくためには、この事実を皆で共有した上でディスカッションを進めていく必要性を感じるようになりました。

そこで、意識の中で「治験」がどのくらいの大きさを占めているかを、三つの丸の中にさらに小さな丸を描いて、対比して表現することにしました（図）。「患者の輪の中に描かれた小さな治験の丸は、実際には輪の外にあるのではないですか」という人もいました。

この図は、治験がわかりやすくなるという

ことで、あちらこちらで好評でした。そうこうしているうちに、面白い現象が起こっていることに気づきました。

講演会のあとの懇親会などで、聴衆の中から「先生、あのメリットの図は良かったですね！」と声をかけられたことがありました。「なるほど、メリットにもなっている！」と思いながら、黙って聴いていました。これは面白い貴重な体験でした。頭の中にあるイメージを、簡潔な図にして表現すると、うまくいけば、多くの言葉で語る以上に、聴衆の中にイメージが広がっていくという、ささやかですが大切な発見になりました。

想像力により広がるイメージ

三つの丸の中に描いた「心の中で占める治験の大きさ」を示す図が、「治験によって受けることのできるメリット」の差異になったり、「治験に関する情報量」の差異になったり、「治験に関する温度差」になったり、観る人により、観る人の立場によって感じ方が異なるのです。こちらが意図した以上に、観る人の想像力により広がりと深まりが生まれるわけです。

それ以来、自分の頭の中にあるイメージを、できるだけ簡潔に図示する努力を惜しまなくなりました。たくさんの文字の出てくる、聴衆泣かせのスライドを作る必要がなくなったように思います。

がん関係の学会で日米欧の研究者が同席するシンポジウムに招待されて、このスライドを使用して講演をしたときのことです。座長が欧米からのシンポジストに対して、Dr. Nakano のスライド（図）に関する感想を求めたことがありました。欧米のシンポジストからも一様に、欧米でも図の通りだと、賛同の言葉が語られました。つまり、治験の基本構造は日米欧の間で、文化の違いを越えて同じだということなのです。

さて、この図を眺めていると、いろいろなことが頭に浮かんできます。読者の皆様も、時間があったら考えてみていただけませんか。次項では、この図がその後、どのように育って行ったのかというお話を語ってみたいと思います。

思いをスケッチして一枚の図に落とし込む！

目指す行動の方向性を図示して、ビジュアルに訴える！

ビジョンが明確であれば図示することが可能に

世の中には人を評する際に、「あの人はビジョンがある」あるいは「ビジョンがない」という表現があります。もちろん、前者は褒める場合に使う言葉であり、後者は貶す際の表現のしかたです。

ビジョン（vision）は、もともとは、「視覚」「視力」という意味ですが、ここから発展して、将来が見えているかどうかということ、つまり「将来の構想」「展望」を意味するようになり、さらにはそのために必要な能力を指す「将来を見通す力」「洞察力」といった意味に発展したものと思われます。

ビジョンという言葉の使われ方からも容易に連想できることですが、ビジョンがしっかりとしていれば、視覚に訴えることができるということであり、したがって、図示することができるということでもあります。自分の訴えたい思いや考えをスケッチして、図に落とし込むことができるのです。

実際に自分の思いや考えを図示する際には、重要な要素を三つくらいに絞り込むと、要点が浮き彫りになって、わかりやすくなります。観る人、聴く人にとっても、理解しやすく、覚えやすく、したがって、思いや考えが伝わりやすくなるのです。

私の抱いている治験のイメージを、わかりやすく図示したのが**図1**です。治験の必須プレイヤーである治験依頼者、治験担当医師（または医療者）、被験者になる患者の三者を同じ大きさの丸で描き、全体の配列が正三角形になるように並べてできるこの基本形を、「臨床試験の基本三角形」と名づけました。

その後、「臨床試験の基本三角形」を構成する三本柱の中で、「治験」が心の中で占めている大きさや重みが異なることを強く意識するようになり、治験を健全に育てていくためには、この事実を皆で共有した上で、ディスカッションを進めていく必要性を感じるよう

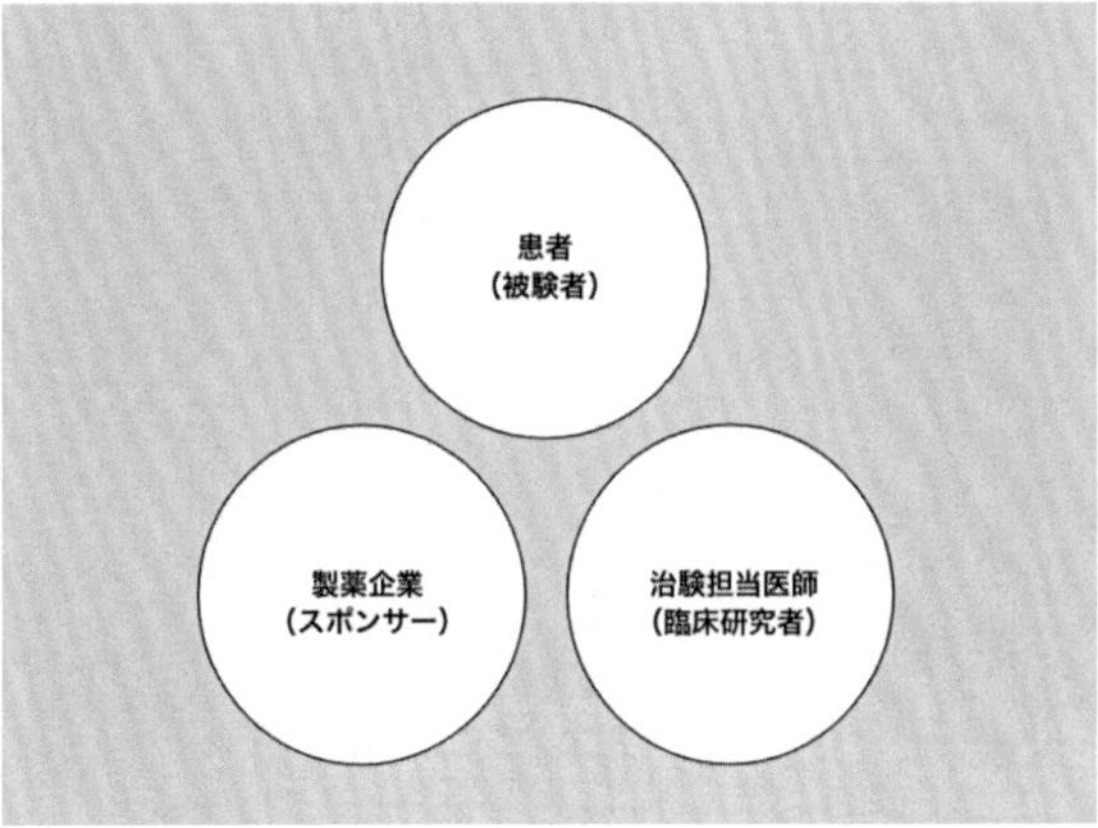

図 1. 製薬企業（スポンサー）、治験担当医師（臨床研究者）、患者（被験者）から構成される医薬品に関する「臨床試験の基本三角形」

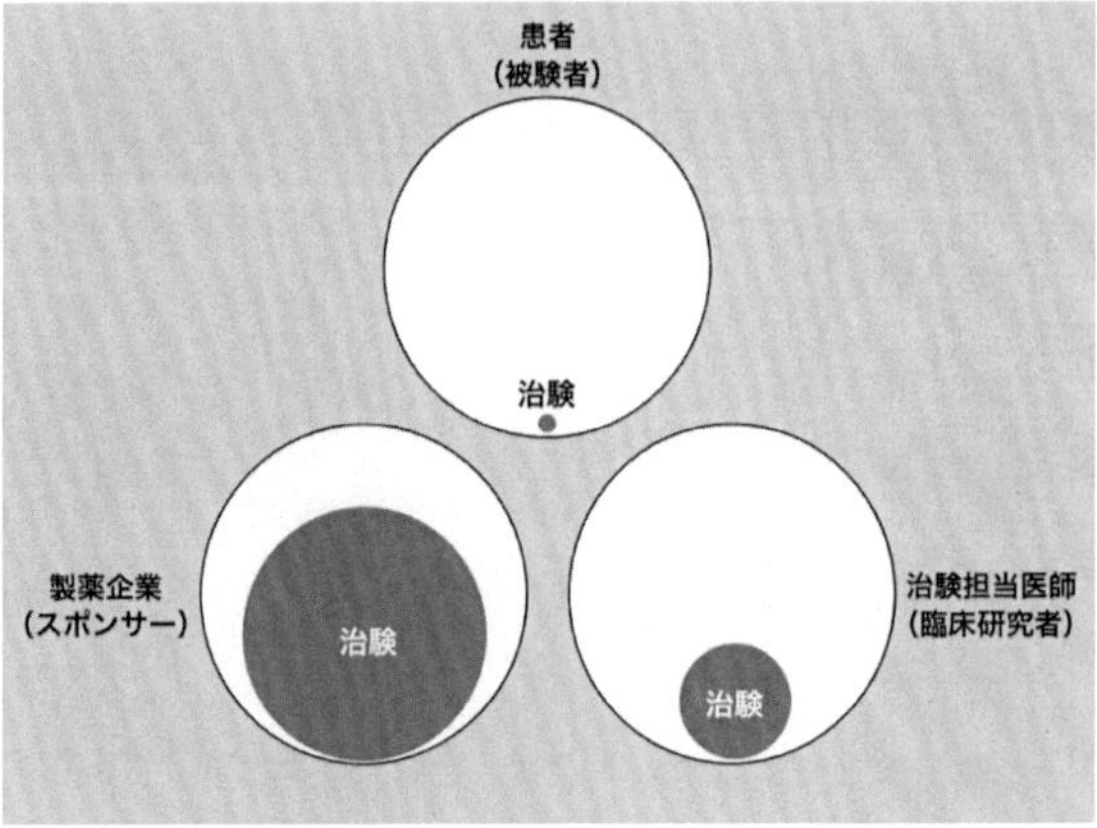

図 2. 「臨床試験の基本三角形」の中で治験が意識の中で占める大きさの差異（治験による恩恵、治験に関する情報量などの差異にもなっている！）

になりました。そこで、意識の中で「治験」がどのくらいの大きさを占めているかを、三つの丸の中にさらに小さな丸を描いて、対比して表現することにしたのが**図2**です。

この図は、治験がわかりやすくなるということが好評で、日本国内だけでなく、欧米でも基本構造は同じであって、欧米から来日したシンポジストからも賛意を表明されました。

つまり、医薬品の治験に関する基本構造は、日米欧の間で同じであることが、広く認識されたのです。また、三つの丸の中に描いた、心の中で占めている「治験の大きさ」を示す図が、「治験によって受けることのできる恩恵」の大きさの差異になったり、「治験に関する情報量」の差異になったり、観る人の立場によって感じ方が異なっており、自分が当初意図した以上に、観る人の想像力によって広がりが生まれてくることがわかりました。

波紋のように広がり、育つイメージ

その後、わが国の治験の基盤整備をどのように進めていくかについて、医学会や全国放送のテレビ番組などで語る機会が増えました。治験の基盤整備を進める際に、医療者として私たちが、どのようなビジョンを持って行動を起こす必要があるかということを語る機会が増えたのです。そこでごく自然に私の頭の中に生まれたのが**図3**です。「臨床試験

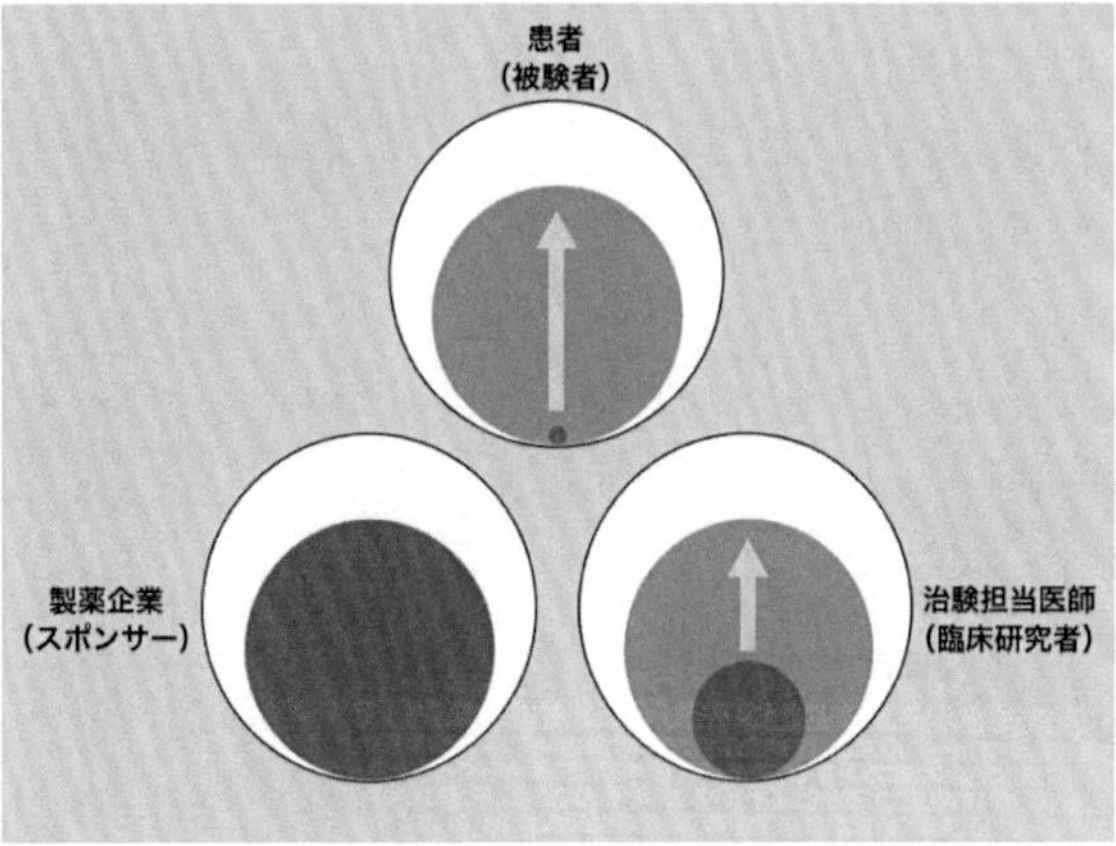

図3.　治験の基盤整備を行う際に、私たち医療関係者が努力すべき方向性とその大きさを示す概念図

の基本三角形」を構成する三つのパーツのそれぞれが治験によって受ける恩恵の大きさには、差異が大きすぎるように感じていたことから、これから私たちが起こす必要のある行動の方向性とその大きさをイメージして図示したものです。

もちろんこれは、医療機関の中で働く医療者の立場から見た図です。起こすべき行動の方向性とその大きさを強調するために、製薬企業のところでゼロ合わせをしています。医薬品の臨床試験の実施方法が法制化されて新GCPになった頃、製薬企業サイドは最も熱心に改革を行っていたので、あえてこれをゼロ合わせして、医療機関サイドで働く人たちに訴えたかったわけです。

患者サイドで治験の恩恵を受けることができるのは、被験者となる患者が直接的であることももちろんあるのですが、恩恵を実際に受けることのできるのは、主として未来の患者であるため、この部分を大きくしてあります。そして、「目指す方向性は、同じ大きさになるように努力することである」、というアピールでした。現実には同じ大きさになることはあり得ない、いわば「見果てぬ夢」なのですが……。実はこのようなビジョンに沿って、待たなくてよい「治験外来」、「負担軽減費」、「ＣＲＣによる被験者ケアの充実」など、次々と新しい行動目標と施策が生まれたように思います。

新しい考えが生まれる際には、その前にある程度の準備状態ができていることが必要です。伝えたいイメージを視覚化して示すと、あたかも静かな湖面に小石を投じた際に波紋が広がって行くように、視聴者の感性と想像力によって、静かに、しかし確実にイメージが育っていくもののように感じています。

人生の補助線
「一本の補助線」を描いてみると、見えてくるものがある！

ディオバン事件に見る利益相反の問題

一本の補助線を思いつくことにより、難問と感じていた幾何学の問題が一気に解決された、という体験をお持ちの方もいらっしゃるのではないでしょうか。必ず正解がある数学の問題を解くのが好きだった私にとって、この一本の補助線を自分一人で見出したときの快感は、中学や高校時代の思い出のひとコマとして残っています。今回は、この「一本の補助線」について語ってみたいと思います。

二〇一三年の夏頃からテレビや新聞紙上を賑わした医薬業界のニュースとして、「ディオバン事件」があります。最近、ある雑誌の編集部から、この事件に関して臨床薬理学を専攻してきた者としての論説を依頼されました。医師主導の臨床試験という形で実施された製造販売後（市販後）医薬品の臨床試験です。いろいろな問題が山積している谷間のようなところで起こった事件です。

高血圧症治療薬ディオバン（一般名：バルサルタン）の製造販売後（市販後）大規模臨床試験について、研究データの改ざんが行われ、事実と異なる結論を論文化していたため、世界的に権威のある医学雑誌（Lancet など）から論文の撤回がなされたのです。この撤回された論文は日本高血圧学会の「高血圧治療ガイドライン」にも引用され、厚生労働大臣の下に設置された「高血圧症治療薬の臨床研究事案に関する検討委員会」から、「高血圧症治療薬の臨床研究事案を踏まえた対応及び再発防止策について」（中間とりまとめ）が公表されています（二〇一三年一〇月）。

ディオバンを販売している会社は、改ざんされたデータに基づく論文を広告に利用した疑いがあるとして、同社と広告を担当した社員を薬事法違反（誇大広告の禁止）の容疑で、厚生労働省が捜査当局に刑事告発し、実態解明は捜査当局に委ねられることになったのです。

したがって、この「ディオバン事件」についての本質的な部分に深入りすることは本稿では避けることにして、論文の研究者に名を連ねていた同社の社員（企業内の統計学者）が身分を明らかにせずに、大学の非常勤講師の肩書きだけを使って、臨床試験データの解析に関与していたとしてクローズアップされることになった「利益相反（conflict of interest, COI）」の問題に、光を当ててみることにします。

利益相反の問題は、まだわが国の医療界では、十分に馴染んだ議論にはなっていないように感じます。問題意識そのものが輸入品であって、どうも金銭的な面に注目が集まりすぎている印象があるのです。ＣＯＩの「インタレスト（interest）」は「興味、関心、利益、利害関係」のことですが、一方を立てれば、もう一方が立たなくなるという状況からは、当然「コンフリクト（conflict）」が生まれます。コンフリクトは「衝突、対立、矛盾、不一致」のことですが、心理学領域では「心理的な葛藤」のことをいいます。

つまり、ＣＯＩは当事者の心の中に「葛藤」を生ずる状態を指しているコンセプトです。しかし、心の中の動きは外からは見ることができませんが、外からも見えるお金の額は客観的に取り上げることができるため、奨学寄附金などのお金の動きが表に出てきて目立ちすぎているのです。極論すれば、ＣＯＩの問題はお金の動きで置き換えられているかのような印象になっています。

コンフリクトの存在を意識化し、適正に管理する取り組み

依頼された論説を書くにあたって、考えながら書き、書きながら考えるという作業を続けていたところ、私がよく使っている図のことを思い出しました。この図に少し手を加えると、COIを説明するのに好都合な新しい図が出来上がることに気づいたのです。CRCの役割を説明する際に、この長年使ってきた四つの円を組み合わせた図をモディファイして、本稿のテーマである「一本の補助線」を描き加えたものです。

真ん中にある「CRCの円」と右下にある「臨床研究者・医師の円」の中央を貫く一本の直線を、斜めに描いてみると、それ

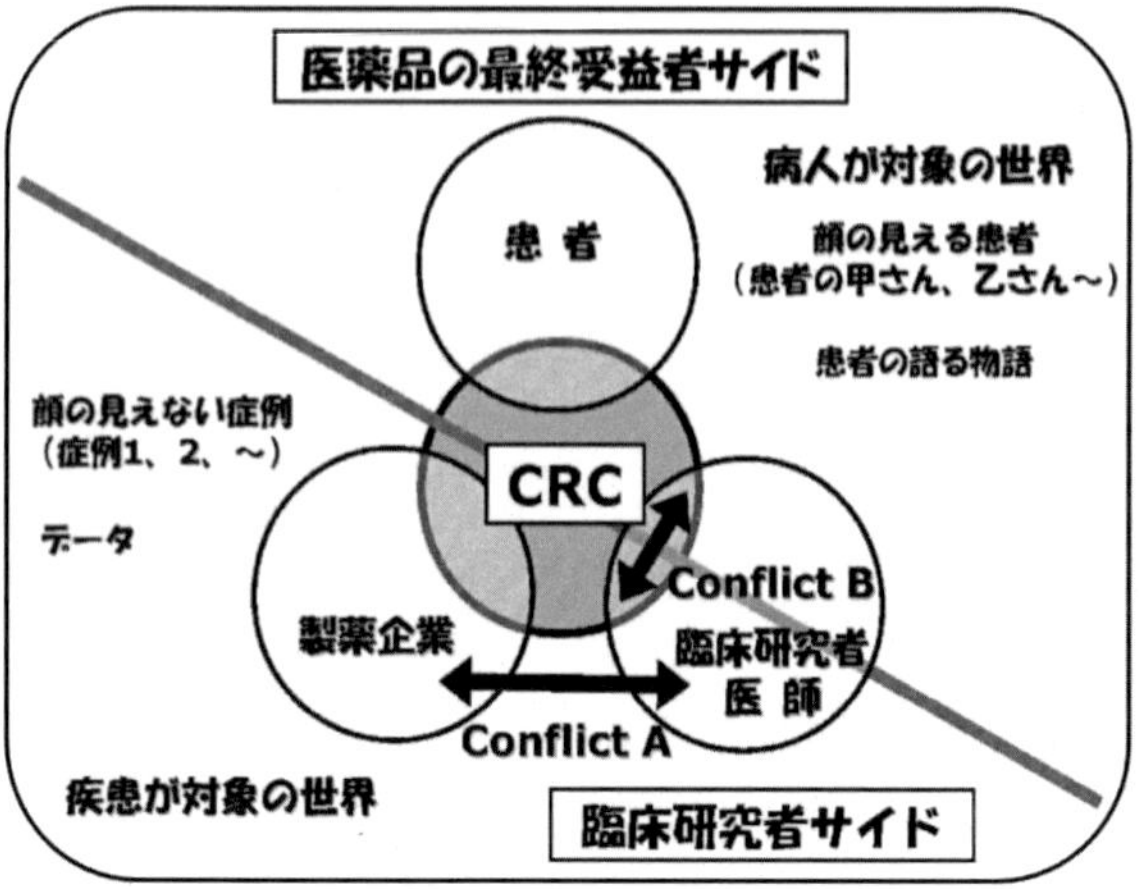

●医薬品の臨床研究における利益相反（COI）を示す図

まで見えにくかったものが見えるようになって、ＣＯＩについての考えを深めるのに役立つように思えたのです。

マスコミが当初騒いでいたＣＯＩの問題は、この図の点線より左下方の「臨床研究者サイド」の領域（疾患が対象の世界）の中で働く者に生ずるコンフリクト（図の中のConflict A）です。医薬品の効果についての真実を明らかにすることを目指している臨床研究者側と医薬品を販売し研究資金を提供している製薬企業側のインタレストの間には、当然相容れないことがあり得るため、コンフリクトが生ずるのです。

このコンフリクトの状態は、意識レベルにあったり、無意識レベルにあったりします。そこで、臨床研究者に携わる者は、自分のＣＯＩの存在について開示することにより、コンフリクトの存在を意識化した上で、生じ得る可能性のある害を最小化するために、適正に管理することを目指すわけです。

この図から新たに見えてくることは、右上の「医薬品の最終受益者サイド」の領域（病人が対象の世界）です。点線で描いた「一本の補助線」をまたいで両方の領域、つまり、医師（治療者）としての役割と臨床研究者としての役割の間に、コンフリクト（図の中の

Conflict B）が生じ得るのです。ＣＲＣは医師とよく似た位置にいるわけですから、当然、ＣＲＣにも同様のコンフリクトが生まれます。このコンフリクト(Conflict B)については、一般に「倫理」の問題として取り上げられています。インフォームドコンセントのための説明文書の作成、臨床試験倫理審査委員会に審査を申請すること、などによりコンフリクトの存在を明確に意識化した上で、これを適正に管理しようとしているのです。

私たちの人生においても、「一本の補助線」や「一つの点」を描いてみると、生きていく上で重要なものが見えてくるような気がします。さて、あなたの人生において迷ったときの「一本の補助線」や「一つの点（原点）」の役割をしてくれるものは、いったい何なのでしょうか？

「期待効果」の功罪：過ぎたるは猶及ばざるが如し！
目的に合わせた制御と適正化を！

学説が確立されるために必要な四つの段階

昨今、医学研究や生命科学研究の信頼性を疑わせる事件が、新聞やテレビを賑わしています。代表的なものを挙げると、医薬品の臨床試験の領域では、二〇一三年に発覚した肥満症治療薬（一般用医薬品）の治験と、高血圧症治療薬ディオバンの医師主導臨床試験で起こったデータ改ざん事件です。生命科学の領域では、二〇一四年になって英国科学誌『Nature』に掲載されて、画期的な発見としてマスコミが大々的に取り上げたSTAP細胞（Stimulus-Triggered Acquisition of Pluripotency cells：刺激惹起性多能性獲得細胞）に関する論文の信頼性に関する疑惑です。

存在しないデータをでっち上げる「捏造」、データを都合のいいように書き換える「改ざん」、他人の論文から文章などを無断で引き写す「盗用」は、研究の不正行為です。同じグラフや画像を別のものとして何度も使う「使い回し」、不適切なデータの処理や画像の加工も、捏造・改ざんになります。

医薬品の臨床試験での不正行為の根底を流れている「人間の持っている特性」について語ってみたいと思います。真実を明らかにすることを使命としている研究者によって、なぜこのような事件が起こるのでしょうか？

私の若き日の人生における師の一人、医哲学を体系化した沢潟久敬先生（一九〇四～一九九五）の著した名著『医学概論』の第一部「科学について」によると、一つの学説が確立されるためには四つの段階（観察、構想、実験、学説）を経る必要があります。「観察」は事実を正確にありのまま捉えることであり、次いで観察したことに理由を与えるような仮説を「構想」します。

しかし、その仮説が正しいか否かは、もう一度事実によって証明される必要があります。これが「実験」です。つまり、実験は構想が正しいか否かを確かめる手段なのです。仮説が実験により承認されると、その仮説は「学説」になります。実験が明らかにする結果には素直に従う姿勢が、次の発展につながるのです。臨床研究で「実験」に相当するのは「臨床試験」です。

仮説が実験によって裏付けられなければ、そのことを事実として受け入れることが研究者としての当然あるべき態度あって、仮説に合わせてデータを捏造したり、改ざんするなどという行為は、研究者のすることではありません。

さまざまな「実験者効果」

研究者の有する「人間の持っている特性」に基づく要因が研究結果に影響を及ぼすことを、「実験者効果」といいます。研究者は客観性のあるデータを得るように意識的に努めることはもちろんのこと、無意識的にもバイアス（偏り）が起こり得るので、そのバイアスを除去または最小化することを常に心しておく必要があります。研究方法としての評価指標の選択、ランダム化の採用、プラセボの採用、盲検法の採用、得られたデータの統計解析などは、生じ得るバイアスを除去、ないし最小化するための工夫です。

バイアスの中で無意識のメカニズムで起こるものとして、投影（projection：好ましい結果を得たい、願望しているものがそこにあるかのように見えてしまう）、抑圧

（repression：好ましくない結果を見落としてしまう、予測していたこととは異なった事実を見ないようにする）、歪曲（distortion：好ましくないか意味のない結果を、あたかも好ましいものと解釈してしまう「こじつけ」）、置き換え〔displacement：得られた結果ではあるが、必ずしも意図した要因（たとえば被験薬）の作用ではないものを、そうであるとする〕などがあり、特に注意が必要になります。「前後即因果の誤謬」（時間的に前後して起こった事象の間に、因果関係を見出してしまうという論理的な誤り）や、得られた結果の「過度の一般化」なども同様です。

「期待効果」がもたらす影響

「実験者効果」の中で、研究者の「期待感」が、記録されるデータ、統計解析法の選択、結果の解釈、論文にする際の発表のしかたなどに影響することがあり、これを「期待効果」といいます。研究開始時の動機、測定する指標の種類、研究中にデータの傾向を知ること、研究結果により研究者が大きな利益を得る可能性などは、研究者の「期待効果」に影響を与えることがわかっています。研究計画を作る際には、何らかの動機（または期待）があるのは当然のことなので、真実を明らかにするためには「期待効果の制御」が研究計画作成の段階から何にも増して重要になってくるのです。

「期待効果」によるネガティブな影響を防ぐためには、まず「期待効果」が存在すること（研究者自身の観察者としての歪みの存在）に気づき、注意を払うことが出発点になります。大きな期待の中で、あるいは強いプレッシャーの下に行われる研究の場では、「期待効果」によるネガティブな影響が生じやすくなっていると考えられます。冒頭に挙げた事件はいずれも、このような背景の中で起こったものと思われます。

大きな期待の中では、一般に、人間はその期待に応えようとする傾向があります。研究をする際に重要なこのような基本的事項が、あまりにも軽視されており、いろいろな事件が生じているように思われます。

医薬品の臨床試験の歴史は、意識的ないし無意識的に生じるバイアスの存在に気づいた人たちが、これを制御しようとした工夫の記録であるといえます。特に研究者の「期待効果」を制御して、データ操作や改ざんができないようにする工夫の歴史だったのです。

その工夫の産物が、ランダム化、対照群にプラセボを使用した比較試験、盲検法の採用、統計解析法の選択、品質管理と品質保証の活動などに表れています。大きな期待の中にあったり、プレッシャーが強かったとしても、不正行為はすべてを台無しにしてしまいます。

「期待効果」のネガティブな面（「罪」の面）について、研究を実施する際の数々の不祥事に焦点を当てながら記してきましたが、「期待効果」には、ポジティブな面（「功」の面）ももちろんあります。たとえば、研究を継続するモチベーションにもなるし、臨床で見られるプラセボ効果には「期待効果」がポジティブな影響をもたらします。また、子供や弟子を育てるときの「期待効果」のポジティブな影響など枚挙にいとまがありません。

そこで、「期待効果」のネガティブな面が出ることを抑えてポジティブな面が出るようにするためには、研究活動の場の特性に合わせて、「期待効果」を最適になるように制御することが、何にも増して重要だということを、再確認する必要があるのではないでしょうか。

第6章

いろいろと想うこと

母の想いが子に継がれるとき
ペニシリンの再発見をめぐって

「臨床試験の三点セット」以前の物語

新しい医薬品の開発では、臨床試験を行い、その候補物質の有効性と安全性を確認するプロセスを避けて通れないことは、いまや地球規模で常識となっています。つまり、有効性と安全性の確認のためには、（1）対照群を設けた比較試験、（2）ランダム化（無作為化）、（3）二重盲検法、が必須というわけです。この三点セットを使ってランダム化比較試験（RCT）を行うことが、医薬品の正しい評価をするにあたって必須なのです。

さて今回のお話は、人類の知性が発明したこの「臨床試験の三点セット」が、まだ医学の世界に導入される前にさかのぼった頃から始まります。人間は古くから物事を判断する際に、比較してみるということを経験的に行っていました。並べて比較してみると、どちらのほうが大きいか、長いか、重たいか、強いか、がわかることを経験として学んできたからです。

しかし、比較する際の対照群に使用する「プラセボ」、比較を可能にするための「ランダム化（無作為化）」、色眼鏡効果を除くための「二重盲検法」といった科学的な方法は、人間の知性が巧妙に作り出した人工的な産物なのです。

人間が判断を誤りやすい動物であることから目をそらさずに、直視した上でそれを克服する方法を考え出したわけです。これは凄いことです。この世の中の現象を「理解したい、支配したい」という動機から発達したであろう「知性」の面目躍如、といった観があります。

画期的医薬品「ペニシリン」の誕生

現代の医療では、抗菌薬はなくてはならない医薬品になっています。その抗菌薬の歴史の中で特記すべきことが一九四〇年に起こりました。そうです。ペニシリンという画期的な医薬品の誕生です。厳密にいえば、「ペニシリンの再発見」のことです。フレミングが一九二九年に、ブドウ球菌の培養実験中に偶然のコンタミネーションが生じて、アオカビのコロニーの周囲にブドウ球菌の生育が阻止される領域（阻止円）が生じる現象を発見していました。これが「抗生（antibiosis）の現象」です。彼はアオカビが産生する物質を取り出すことには成功していませんが、その学名（*Penicillium notatum*）にちなんでペニシリンと名づけました。抗生現象から「抗生物質（antibiotics）」が発見されたのです。

その一〇年後の一九四〇年に、フローリーとチェインがペニシリンの単離に成功し、実際の臨床で抗菌薬としての効果を確認しました。臨床で効果を確認したといっても、前述したように臨床試験の三点セットが出揃う前のことですから、感染症の患者にペニシリンを使用してみたら、それまで治らなかった感染症に劇的に効いたという使用経験の積み重ねのことです。

このようにして画期的な医薬品が誕生するのですが、いまの臨床試験の大変さを考えると、まさに古き良き時代であったという観がします。フレミングの「ペニシリンの発見」とフローリーたちの「ペニシリンの再発見」、それに続くペニシリンGの実用化が、感染症の治療を一変させました。その後ストレプトマイシンなどの抗生物質が、土壌菌などから次々と発見される契機となりました。この功績により、フレミング、フローリー、チェインには、一九四五年にノーベル医学・生理学賞が授与されています。

ある男児の物語

「ペニシリンの再発見」といわれる同じ一九四〇年に、関東のある大学病院で男児が誕生しました。しかし、最高の医療が受けられるはずの医療機関での出産であったにもかかわらず、生母は出産後に産褥熱が続き、高熱が下がらず産後一度も自宅に帰れないまま、四〇日後にあの世に旅立ちました。二八歳と四ヵ月という短い命でした。

病室で最後まで看取った生母の母（つまり男児の祖母）の話によれば、生まれたばかりの男児を想う生母の遺言となった言葉は、「お母さん、この子の飲む粉ミルクの量は毎日増えるのよ。そのことを忘れないでね！」であったといいます。生母の胸に抱かれたときの温もりは身に記憶として残っていなくても、この最後の言葉は心の中に長く住みつくことになり、成人してからもふとした拍子に浮かび上がってくることがあり、何度か意味を考えて反芻したといいます。

この男児には、同じ大学病院で誕生した五歳上の兄と、二歳上の姉がいました。わが国が世界を相手に戦争に突入するという狂気の時代背景の中で、男児の祖父が郷里の大学病院の内科学教授を務めた臨床医であったこともあって、祖父母が望んで男児を引き取って養育することになったのだそうです。その後、祖父母から、生母が男児と命を引き換えるようにして亡くなったこと、このような悲劇が起こらないように男児には世の中に役立つ医師になって働いてほしいと願っていることを、物心のつく頃から聞かされて育ったといいます。

ペニシリンがわが国に入ってきて、実際に感染症の治療に使われるようになるのは、第二次世界大戦の終戦後になりますので、劇的な効果をもたらすペニシリンがすでに使える状態になっていたならば、いま執筆しているこの物語は生まれていなかったことになります。

引き継がれゆく「こころ」と「想い」

それから半世紀以上の年月が流れました。男児も医師になり、与えられた社会的役割を無事に終えて、第三の人生を迎えたある深夜のことです。

私のお墓の前で泣かないでください／そこに私はいません／眠ってなんかいません／千の風に／千の風になって／あの大きな空を／吹きわたっています＊

亡くなった者があちらの世界から、こちらの世界の生き残っている人たちに語りかけるように歌う「千の風になって」という歌は、自然の至るところに神を見出してきた日本人の琴線に触れたのでしょうか、国民的な大ヒットとなりました。

＊：日本音楽著作権協会（出）許諾第 2001137-001 号

このアメリカンインディアンの詩を日本語に訳した新井満の著した同名の本に目を通しているとき、生まれて初めて、亡くなった母の悔しかった想いが、そしてその悔しかった想いを生まれたばかりの男児に託そうとした気持ちが、鮮やかに生き生きと感動を伴って伝わってきたといいます。あたかも、亡母の想いが、長い年月の風雪の中でずっと生き続けてきたかのように……。

人間の「こころ」から生まれる「想い」は、脳という身体の一部である臓器の機能として存在していきます。目に見えるわけでもなく、測定するわけにもいきません。しかし、「からだ」を作る物質的な基盤がこの世からなくなってしまっても、「こころ」の生み出す「想い」は、時代を超えて次々と引き継がれていくもののようです。

勘の良い読者の方はすでにお気づきのことかと思いますが、ここに記してきた男児の物語は、実は私自身の物語なのです。この物語は、「いのちのバトン」のリレーとでも言ったらよいのでしょうか。それとも、人生の残り時間をカウントするような年齢になったがための、単なる老いの現象の一つにすぎないのでしょうか。

グローバリゼーションは国際化ですか？

米国生まれのマクドナルドの看板が東京とパリでは異なっている理由

〝グローバリゼーション〟の本質

日本人、中でも特に創薬育薬医療分野で活動している人間は、グローバリゼーション（globalization）という病気にかかっているのではないか、と思うことがあります。本稿では、このことについて語ってみたいと思います。私たち日本人は、「国際」「国際的」「国際化」などという言葉が出てくると、心穏やかでなくなるようです。平常心を失うわけです。なぜなのでしょうか。

「国際」も「インターナショナル」という言葉も、国と国の間という意味がもとになっています。世界の圧倒的多数の国々は陸続きです。国と国の交流が日常茶飯事です。国を構成するのは、土地であり、住民であり、言葉であり、文化です。国境が陸続きである国々では、人間は心の中に国境を持つようになり、はっきりと自分たちの文化を意識し、これを守ろうとするのかもしれません。しかし、海という天然の国境に恵まれた日本人には、外国に対する心の免疫ができにくかったのでしょうか。

「国際的」と「国際化」を英語で表現する際には、「国際的」にはインターナショナルという言葉を使います。「国際化」にはインターナショナリゼーションという言葉を使うかというと、これは使いません。この言葉は「国際共同統治下」という意味だそうです。パナマ運河を国際共同統治下に置き、第二次世界大戦直後の日本を米国中心の連合軍が国際共同統治下に置いた、というようなときに使う言葉です。そこで「国際化」はグローバリゼーション（またはグローバライゼーション）と英訳されています。

グローバリゼーションという言葉は英語ですから、英語圏の国、中でもトップランナーの米国が、自分たちの基準で世界を覆い尽くそうというのがその本質です。ロシア語と日本語の同時通訳者でエッセイストでもあった故・米原万里氏は、「私は同時通訳のときに、日本人が国際化というと、すぐ自動的にグローバリゼーション（ロシア語ではグロバリザッティア）と訳してきましたが、ほんとうは逆の意味なのです。日本人がいっている国際化は、国際的な基準に自分たちが合わせていくという意味です。国際社会に合わせていく。アメリカ人が言うグローバリゼーションは、自分たちは正当であり、正義であり、自分たちが憲法であるので、これを世界各国に強要していくことなのです。……」と述べています。

同じグローバリゼーションという言葉を使っていても、自分を世界の基準にしようとする「グローバリゼーション」と、世界の基準に自分を合わせようとする「国際化」との間には大きな溝があり、意味と態度が正反対であることを認識しておく必要があります。

ヨーロッパ／カナダの旅で感じたこと

日本人のグローバリゼーションに対する態度と心情について語るとき、もう一つ忘れてはならない重要なことがあります。自分たちが合わせなければならない、と考える国際的な基準とは何か、という問題です。日本人にとっては、その時代で世界最強の国が、国際基準になってしまう傾向があります。

医学の世界でいえば、江戸時代にはオランダであり、明治維新の後はドイツであり、第二次世界大戦後は米国になってしまうといった傾向です。鎖国時代に海外文化の取り入れが遅れたという焦りの気持ちからか、第二次世界大戦後の敗戦の荒廃から復活するための戦略からなのか……。しかし、その国の文化やものの考え方を学ぶというよりも、世界最強の経済力や軍事力を持つ国は文化も最高だと錯覚してしまい、何でも無批判に取り入れてしまうという傾向があるように思います。

かつて、ミュンヘン（ドイツ）で、また少し遅れてケベック（カナダ）で、国際会議が開催された機会に、ヨーロッパ諸国やカナダを旅して強く感じたことですが、物理的な距離には関係なく、各国の醸し出す雰囲気が実に個性豊かなのです。隣国とは明らかに文化が違うことを感じます。

たとえば、皆さんお馴染みのマクドナルドの看板が、いつも国内で見かける赤色を背景にした黄色のMのマークとは異なるものが世界にはあるのです。パリではM字が白色の看板。背景は黒に近い色であったり、特に何もなかったりします。パリの住人の話では、米国生まれのマクドナルドの派手な看板は、パリの街並みには馴染まないので、シャネルの黒白調であれば、と条件を出したそうです。いかにも自国の文化を大切にするフランス人らしいといえるのではないでしょうか。この黒色背景に白字のマクドナルドのシックな看板が、パリの街並みに実によくマッチしているのです。

また、米国に隣接しているカナダでは、M字の中央の柱の部分にカナダ国旗に使用されている楓（メイプル）の葉の模様を入れたマクドナルドの看板を見かけます。現地の人の話では、カナダマクドナルドだそうです。使用している牛肉が米国のものより質の良いカナダ産だといいます。カナダには、相手に対する無神経さの目立つ米国人と同じに自分が見られることを嫌がる人が多く、カナダマクドナルドは結構流行っているのだそうです。ところが日本には、米国のマクドナルドの看板がそのままの形で入ってきており、どの町に行っても花盛りです。いまや、世界中のマクドナルド店の約一割強が日本にある有様です。

この話には後日談があります。関西の友人の話によると、京都のマクドナルドの看板は、背景の赤色を抑えて茶色にした「茶マック」だそうです。京都の風情を壊さないように独自の文化を主張しており、このささやかな抵抗に拍手を送りたいと思います。

自国の文化を生かした国際化を目指す必要性

ここまで書いて、ふと、かつての米国留学中に読んだ記事を思い出しました。日本にマクドナルド一号店が進出してくるほんの少し前の話です。なぜ、マクドナルドが急成長したのか、つまり、なぜ米国人はマクドナルドのハンバーガーが好きなのか、についての記事です。「どこのマクドナルド店に行っても、同じ雰囲気で、同じ味のハンバーガーが食べられて、店員に同じ対応をしてもらえることで、米国人は気持ちが落ち着く」という趣旨でした。まさに、同じマニュアルを使っていると安心できる、という心境です。

日本の文化の特徴を生かしながら国際貢献を目指すことが、国際化では重要なのだと思います。トヨタの日本式 Kaizen が、one small step の improvement を絶え間なく継続していくという意味の英語の言葉になっていることから、学ぶことが多いように思います。言葉にしなくても相手の心を察することができる、相手の気持ちや面子を立てながら交渉のできる日本人は、高度なこころを「技化」している世界でも稀な文化の持ち主です。

国際化やグローバリゼーションの本質を錯覚すると、自国の素晴らしい文化を失ってしまう危険性があります。「文化」はそこに住む人たちのよりどころです。心したいものです。

「原点、忘るべからず！」何事にも「原点」がある
原点と自分の居る位置、原点との距離を意識して生きることの大切さ

「海外研修制度の誕生とその発展」

最近、「原点、忘るべからず！」という言葉が頭に浮かび、遠い昔の思い出をいくつか反芻する機会がありましたので、本稿ではそのことについて語ってみたいと思います。もちろん「初心忘るべからず！」という世阿弥の『花鏡（かきょう）』の中に出てくる有名な言葉の「初心」を、「原点」に変えただけのものです。

しかし、ここに出てくる「初心」という言葉は、一般に「初めの頃に抱いた志」という意味で理解されていることが多いように思います。言わんとしていることの真意は「初めの頃の志」でもありますが、同時に、本稿で述べる「原点」にも近いように思うのです。

二〇一五年一二月九日から三日間、第三六回日本臨床薬理学会学術総会が東京で開催されました。この学術総会で、「臨床薬理学会の将来を担う海外研修修了者達の提言」と題するシンポジウムが開催されたのです。日本臨床薬理学会の前身になる「臨床薬理学研究会」に、日本製薬工業協会の支援により海外研修制度が発足して、四〇周年になることを記念して企画されたシンポジウムでした。文字通り臨床薬理学会の将来を担うであろう四〇歳前後の、まさに働き盛りの三人の演者とともに、ワンジェネレーションも年上になる私も、シンポジストとして参加しました。私に期待された役割は講演タイトルにズバリ表れており、「海外研修制度の誕生とその発展：今後への期待」を語ることでした。海外研修制度はＣＲＣにも対象に広げて発展しています。

海外研修制度が発足した一九七五年は、私は医学部卒業後一〇年目で、医学部の薬理学講座の助教授に成り立ての年でした。第一回海外研修員として、米国スタンフォード大学と退役軍人病院（VA Hospital）に二年間留学しました。初代研修員の選考ということで、選考委員の方々も慎重に審議を進めた様子が、選考理由を学会誌『臨床薬理』に掲載していることからうかがえます。選考理由が公表されたのは、空前絶後、このときだけでした。曰く、（1）基礎と臨床を兼ね備えた豊富な臨床薬理学的研究歴、（2）帰国後の臨床薬理学的活動に関する安定した見通し、(3)研修に必要な基礎知識と語学力の保証(ECFMG合格)、(4)臨床薬理学研究会における研究歴の長さおよび活動性、の四点が挙げられています。

なお、第一回海外研修員の選考には、私を含む五名の応募者がありました。臨床薬理学の領域では、私が一歩先を歩んでいたことが評価されて選考されたのだと思いますが、その後全員が臨床薬理学領域で海外研修を経験して教授になり、全員が日本臨床薬理学会の理事に選ばれ、四名が学会長(現在の学術総会会長)、三名が理事長になって、わが国の臨床薬理学の発展のために活躍しています。

私が海外研修員として留学した当時は、まだインターネットなどはなくて、海外留学に関する情報が乏しく、半年ごとに私が書いた研修報告書が「臨床薬理」に四回掲載されています。最初の二回は主として米国の臨床薬理研修制度(私が経験したスタンフォード大学とカリフォルニア州立大学サンフランシスコ校)の研修プログラムの紹介、三回目は臨床薬理学領域におけるトピックスの紹介(現在の「動的割付」という方法が、「Minimization」という名称で初めて米国臨床薬理学治療学会(ASCPT)で報告されたことにも触れています)、四回目はわが国における臨床薬理学の進め方に関する私の思いを記しています。

臨床薬理学研究会が設立（一九六九年）された頃の日本国内の状況は、医薬品の有効性・安全性・使用法に関する問題が山積していました。たとえば、薬害としてのＳＭＯＮ（キノホルムに起因）、ビタミンB_1大量療法の蔓延、大腿四頭筋拘縮症（乳幼児への解熱鎮痛薬・抗菌薬の筋注に起因）などがあり、市販されていた医薬品の再評価の必要性も叫ばれていました。「臨床薬理学」という学問は、未熟なままで、まだ揺籃期にありました。

臨床薬理学の「原点」

海外研修を終えて帰国後間もなく、「臨床薬理学研究会」から「日本臨床薬理学会」に発展させる準備会が開かれていました。学会に発展させるにあたって、いろいろな意見が出て紛糾しているので、一つにまとまるような方向づけを意識して、海外研修修了者としての見解を『臨床薬理』の巻頭言として執筆するようにと依頼を受けました（中野重行：〈巻頭言〉臨床薬理学会設立に望む、臨床薬理 九（四）：三五三―三五四、一九七八）。この巻頭言には、私のその頃の熱い思いが比較的素直に語られています。今回、久し振りに読み返してみて、本稿の冒頭に掲げた「原点、忘るべからず！」という言葉が頭に浮かんできたのです。

この巻頭言には、治療医学の発展に貢献する学会として機能するだけでなく、臨床薬理学の理念が「治療の科学性を確立するプロセスを重視すること。目の前の患者に最も適した薬物を選択し（「薬物を使用しない」という判断を含めて）、最適の投与量と投与方法で治療を行うために必要な科学的データを集積し、体系化して、治療の場で実践し、治療の有効性と安全性を最大限に高めること」（これが臨床薬理学の「原点」）と記しています。

そして、臨床薬理学者の社会的使命は、研究、教育、サービス活動が三本柱となるが、わが国の当時の状況から考えると、当分の間は研究と教育に全力投球することが必要であること。さらに、各臨床薬理学者の役割としては、社会から期待されていることの中で、自分にできること、かつ果たさなければならないことを責任を持って受け持つこと。その際に、臨床薬理学の「原点」と自分との関係を意識しながら、同じ方向性を持った者を同じチームのメンバーとして位置づけて学会を運営することが望まれることを語っています。

そして時を経たいま、歩んできた道を振り返ってみると、この巻頭言に書いた通りのことを、比較的忠実に実行してきたように思います。臨床薬理学に関する研究と教育は、臨床薬理学者として当然行うべき社会的使命です。しかし、人は「時代の子」であって、その時代の「社会の期待に誠実に応える姿勢」を大切にしながら、自分の「持ち味を生かす」ことが何にも増して重要に思います。サービス活動もこの中に含まれます。最近よく叫ばれるようになった「Integrity」という言葉は、まさに「社会の期待に誠実に応える個人としての姿勢（心構え）」を表しているのではないでしょうか。

人工知能（AI）と人が共存する社会を生きていくために！

人間らしさを生かす分野の仕事の重要性がますます増加する！

大学入学試験問題に挑戦するAI開発プロジェクト

近年、人工知能（Artificial Intelligence, AI）の開発は、目覚ましいものがあります。チェスの世界では、IBMの開発したディープブルーが世界一の王者を破るところまできました。囲碁の世界ではアルファ碁（Alpha Go）が、将棋の世界ではポナンザ（PONANZA）が、それぞれの世界のトップに勝つまでになったことは、周知のことと思います。このようなゲームは、決まったルールのある特殊な世界なので、AIにとっては有利なのだろうと考える人たちも多かったように思います。

しかし、チェス・囲碁・将棋に比べると、遙かに多岐にわたる問題が出題される大学入学試験問題に挑戦するＡＩ開発プロジェクトが、二〇一一年に組まれました。東京大学の入学試験合格を目指した「東ロボくん」です。「東ロボくん」は、八割を超える国内の大学の合格水準に到達したと報じられています。

私たちの身の周りを見回してみても、日常生活を快適に過ごすためには、スマホはいまや手放せないものになりました。単なる携帯電話の機能を遥かに超えています。パーソナルコンピュータ（ＰＣ）を持ち歩く必要は減りました。どこにいても、自分宛てに届くメールを見ることができます。重たい辞書を持ち歩く必要もなくなりました。検索機能、メール機能、ナビ機能、オートフォーカスのデジカメ機能、言語認識機能など、日常生活でもお世話になりっぱなしです。大分、東京、広島に住んでいる私のファミリーの間では、ＬＩＮＥを使って、ライブで写真を送り合って経験を共有しています。一昔前には想像もできなかったようなことが、現実になりました。

ＡＩはもともと計算能力に優れており、検索機能についても得意だったとは思いますが、近年ＡＩがここまで発展してきたのは、自分で学習することができるようになったことが大きいと思います。与えられた情報だけでなく、「ディープラーニング」という新しい技術革新がなされたことが画期的な発展につながっているように感じます。

AIは将来、医師に取って代わるか?

このようにすでに私たちは、AIと共存しながら日常生活を送っています。それでは私たちの医療の領域へのAIの応用は、どのようになっているでしょうか。

画像診断の世界では、AIが大々的に活躍するようになることは以前から予測されていました。しかし、病気の治療の場でも、医師の能力を超えてAIが貢献したというニュースが、二〇一六年に報道されました。東京大学医科学研究所が導入したAIを備えるコンピュータであるワトソン(IBM)が活躍したケースです。急性骨髄性白血病と診断されて化学療法を受けていた六〇歳代の女性患者が、思うような治療の成果が出なかったため、ワトソンを利用したのです。その結果、専門家でも診断が難しい特殊な白血病であると診断し、使用中の抗がん剤の種類を変えるように提案し、命が救われたのです。このとき、ワトソンは二〇〇〇万件以上の医学論文を学習し、患者の遺伝情報や症状を使って解析した結果に、ワトソンに蓄積されたがんに関する専門知識を掛け合わせて、病名や治療法を提案したことが報じられています。

二〇一七年春、東京で開催された日本内科学会総会・講演会で、「東ロボくん」の開発責任者である新井紀子氏(国立情報研究所)の特別講演がありました。「東ロボくん」は、「ロボットは東大に入れるか」プロジェクトで開発が進められたＡＩですが、開発のプロセスを通じて、ＡＩの特徴(長所と短所)が把握できたので、東大に合格することにこだわる必要はないとの判断の下に、二〇一六年一一月に東大合格を断念しています。

そして、「ＡＩは将来、医師に取って代わることがあるだろうか？」という日本内科学会からの問いかけに対しては、「ＡＩが、医師の仕事に取って代わることはない。しかし、ＡＩの支援を受けずに診療をしていると、医事裁判で負ける時代はいずれ来るだろう」と語っておられました。ＡＩは過去に蓄積されている情報から、確率の高いものを選び出すことはできるが、判断はしていないので、判断の部分はこれからも医師が担う必要があるのです。とても印象に残るお話でした。

人間を含む「自然」を大切にして生きていくということ

オックスフォード大学から二〇一三年に発表された論文によると、一〇～二〇年後まで生き残ると予測される職業トップ25の中には、人の特徴である対人コミュニケーションが必要な職業が多く含まれています。したがって、そのリストの中に、医療関係の職業が六〇%を占めています。たとえば、内科医・外科医、心理学者、歯科医、医学者、口腔外科医、栄養士、臨床心理士・カウンセラー、メンタルヘルスカウンセラー、メンタルヘルス・ソーシャルワーカー、聴覚訓練士、作業療法士、歯科矯正士・義歯技工士、医療ソーシャルワーカーなどです。医療者以外では、非常に難しい判断を伴う比較的数の少ない職種が生き残ると予測されています。たとえば、危機管理責任者、消防・防災の第一線監督者、振付師、教育コーディネーター、警察・刑事の第一線監督者などです。

逆に、一〇〜二〇年後になくなると予測される職業トップ25の中には、電話販売員、不動産登記の審査・調査、コンピュータを使ったデータの収集・加工・分析担当者、税務申告代行者、フィルム写真の現像技術者、銀行の新規口座開設担当者、図書館司書の補助員、データ入力作業員、証券会社の一般事務員、スポーツの審判員、銀行の窓口係などが挙げられています。機械やＡＩに取って代わられる内容の職業が多く含まれています。

これから訪れる私たちの未来の生活は、日常生活の面だけでなく職場においても、ＡＩと共存する部分が増えていくことは、疑いの余地がありません。機械にできること、ＡＩ

に支援を受けたほうが効率の良いことは、機械やＡＩの恩恵を享受しながら、ＡＩと上手につき合うようにして、人間らしいこと・ＡＩが苦手としていることに、いままで以上に力を注ぐ生き方が、賢明な生き方になってくるように思います。機械やＡＩという「人工」に対して、人を含む「自然」を大切にして生きていくということが、とても重要になってくると言い換えてもよいかと思います。

人の特徴である「感じる」こと、「考える」ことがこれからますます重要になってくるように思うのです。つまり、私たちの「感性」と「知性（理性）」をバランス良く働かせて生きていくことが、これからますます必要とされるようになってくるのではないでしょうか。

医師の病状説明と患者の意思決定の間にあるもの

未破裂脳動脈瘤の存在を指摘された六〇歳代の女性患者を例として

セカンドオピニオンを求める手紙

かつて、六〇歳代の旧知の女性（Aさん）から、医師としてのセカンドオピニオンを求められたことがあります。昔、私が勤務していたことのある遠方の都市に住んでおられる方なので、お手紙による相談でした。

生来健康でしたが、この一〇年来、降圧薬と高脂血症治療薬を内服しています。二ヵ月ほど前の連休のとき、自宅にいたところ夕方から、激しい頭痛が起こりました。持っていた鎮痛薬を飲んでみたが効かなかったので、睡眠導入薬を内服して寝たところ、翌朝は頭痛もなく、一日中職場での仕事には全く支障はなかったといいます。その後頭痛もなく、普通の日常生活に戻ったのですが、通院中の内科医に頭痛のあったことを話したところ、脳外科医を紹介され、未破裂の脳動脈瘤が見つかったのです。

しかし、Aさんの話では、脳外科医からははっきりとした今後の治療方針については話してもらえず、手術するかどうか家族で相談してください、と言われたとのことでした。しかし、どのように対応すればよいのか思案した末に、脳外科医の説明もよく理解できないままに、ふと私の存在を思い出して、どうすればよいのかアドバイスを求めてきたのです。

医師から病状の説明を受けた患者は、治療法を自分で選択するように言われても困惑することは多々あると思います。そこで、医師を含む医療者から病状の説明を受けたあと、どのような治療法を受けるか自分で選ぶように言われた際に、患者として意思決定をするまでの間にどのようなことがあるのかについて、未破裂脳動脈瘤を例にして考えてみたいと思います。

「破裂率：年間〇・五％」をどう捉えるか

私は脳外科が専門ではありませんので、脳外科医の知人にAさんのMRI所見を見ていただき、意思決定に役立ちそうな情報を提供していただきました。結論を先に言えば、脳外科医としても、手術をするか、経過観察にするか、判断しがたい微妙なケースのようなのです。したがって、診察した脳外科医がはっきりとしたことを言わないのは、言わないのではなくて言えないのが実情のように思えるのです。そこで、患者サイドに判断を委ねたのだろうと思います。しかし、この微妙なニュアンスのある事情について、患者が理解できるようには医師からの説明が伝わっていないことが、医療コミュニケーションの視点から見た際のポイントになってきます。

Aさんの未破裂動脈瘤は、右中大脳動脈にありました。日本人の一般成人で未破裂脳動脈瘤を有する人は、四~六%です。一年間でくも膜下出血となる破裂率（出血率）は、全体で〇・九五%です。ということは、年間一〇五人に一人が、破裂して出血することになります。このようなデータがあるということは、すぐには手術をせずに経過観察をしていた人がかなりいるということでもあります。脳動脈瘤の直径が七ミリ以上に大きくなると、破裂のリスクが増加します。破裂率は、三~四ミリで〇・三六%（年間二七八人に一人）、五~六ミリ（Aさんが該当）で〇・五〇%（年間二〇〇人に一人）、七~九ミリで一・六九%（年間五九人に一人）、一〇~二四ミリで四・三七%（年間二三人に一人）、二五ミリ以上で三三・四〇％（年間三人に一人）と増加していきます。また、破裂するリスクは、存在部位が中大脳動脈の場合（Aさんが該当）には前・後交通動脈の場合より小さく、動脈瘤の形がいびつな場合（Aさんは、ややいびつ）は、通常の形の場合より大きくなります。

Aさんの動脈瘤の大きさでは、破裂率が〇・五％です。そこで、年間〇・五％という数字を、どのように考えるかということになります。破裂するのは年間二〇〇人に一人ですが、見方を変えると、年間二〇〇人のうち一九九人（九九・五％）は破裂しないということでもあります。

脳動脈瘤の部位、大きさ、形状以外に、脳動脈瘤の破裂を起こしやすい危険因子としては、高血圧やくも膜下出血の既往歴、喫煙や過度の飲酒の生活習慣、二親等以内にくも膜下出血の家族歴、などが指摘されています。脳外科医としては、Aさんの脳動脈瘤の形がやや不正形であるので外科治療の適応はあるが、すぐに手術をしなければならないと積極的に勧めるほどでもないという判断だったのだろうと思います。

しかし、破裂率〇・五％という数字は、低い確率ではあっても、破裂するリスクはあるわけです。したがって、経過観察をしていれば大丈夫でしょうとも言えないのだろうと思います。これが、この大きさの未破裂動脈瘤の特徴であり、悩ましいところです。

「One of them」と「One of one」

そこで、脳外科手術を受けるかどうかということは、自分の命をどのように考えるかということになってきます。一昔前であれば、MRIのような診断技術はなかったので、脳動脈瘤の破裂で命を落とすことがあっても、それは天命と考えていたわけです。しかし、現在は医学の進歩により、事前にわかるようになったために、このような新しい種類の悩みが生まれているのです。経過観察にした場合には、たとえば一定の期間を決めて、動脈瘤の状態を追い続けて、大きくなるようであれば手術に踏み切るという判断もあるわけです。しかし、その間は比較的低い確率ですが、破裂のリスクとその不安は持ち続けることになります。

動脈瘤が破裂した際に生ずるくも膜下出血の症状は知っておく必要があります。人生で経験したことのない激しい痛み（バットで殴られたような頭痛と表現した人もいます）で、救急車を呼び、脳外科医のいる医療機関に連れて行ってもらって、対応が早くて助かった人が私の知人にも何人かいます。対応が遅いと、死に至るか、何らかの後遺症が残る可能性があります。その他の手術に伴う心配事については、医療機関と手術担当医師の経験等により、また選択する治療法によっても異なるので、手術してもらう可能性のある脳外科医に具体的に尋ねることを、Aさんに勧めました。

事後談になりますが、Aさんは疑問点がクリアになったので、脳外科医とよく話し合ったところ、最初の印象とは異なって誠実そうな医師だとわかったそうです。そして、三ヵ月後にもう一度MRIで調べてもらうとの方針を、納得して選んだとのことでした。

医学データが示しているのは、集団を対象にした平均値です。ここでは、患者は「One of them」になっています。「One of one」の自分の人生を歩んでいる患者にとっては、「どのように生きたいか」ということが重要で、そのためには「医学データをどのように生かすか」ということが、とても重要になるのではないでしょうか。

「いのち」には、
長さだけでなく、
大きさと重さがある!

初出一覧

本書は、小社刊行雑誌『Clinical Research Professionals（クリニカルリサーチ・プロフェッショナルズ）』における連載「こころ、からだ、いのち」のうち三〇稿を選定し、筆者が加筆・一部変更などを行った上で書籍化したものです。

掲載時の通巻番号（No.）および発行年月は左記の通りです。

◆

第1章　「いのち」には長さだけでなく、幅・高さ・深さ・大きさ・密度・重さがある

◆「いのち」の旅／「いのち」を維持するための「正倉院方式」と「伊勢神宮方式」〔No.66：2018年6月〕

◆なぜ、「こころ、からだ、いのち」なのか？／人間にとって、したがって医療にとっても、とても大切なこと〔No.43：2014年8月〕

◆こころ、からだ、いのちをめぐるニンゲン学／「いのち」の長さ・幅・高さ・深さから生まれる『いのちの体積』『いのちの大きさ』というイメージ〔No.63：2017年12月〕

◆いのちの「密度」と「重さ」というイメージ〔No.65：2018年4月〕

◆いのちより大切なもの／「こころ、からだ、いのち」を大切にする語りを通して見えてくるもの〔No.73：2019年8月〕

第2章　健康について考える：健康リテラシーを高める！

◆健康リテラシー（Health literacy）を高める！／健康情報が氾濫する現代、健康に関する「読

発見をめぐって〔No.7：2008年8月〕

◆グローバリゼーションは国際化ですか？／米国生まれのマクドナルドの看板が東京とパリでは異なっている理由〔No.8：2008年10月〕

◆「原点、忘るべからず！」何事にも「原点」がある／原点と自分の居る位置、原点との距離を意識して生きることの大切さ〔No.51：2015年12月〕

◆人工知能（AI）と人が共存する社会を生きていくために！／人間らしさを生かす分野の仕事の重要性がますます増加する！〔No.69：2018年12月〕

◆医師の病状説明と患者の意思決定の間にあるもの／未破裂脳動脈瘤の存在を指摘された六〇歳代の女性患者を例として〔No.50：2015年10月〕

中野 重行（なかの・しげゆき）

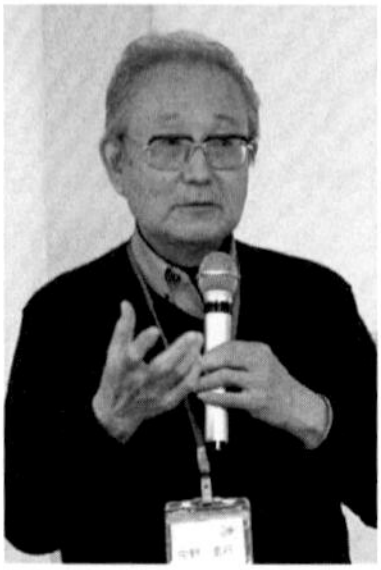

大分大学名誉教授，臨床試験支援財団理事長。専門は臨床薬理学，心身医学，医療コミュニケーション。医学博士。岡山大学医学部卒（1965 年）。岡山大学医学部第一内科，九州大学医学部心療内科（大学院生），九州大学薬学部薬理学（研究生），岡山大学医学部脳研（講師），愛媛大学医学部薬理学（助教授）を経て，スタンフォード大学医学部臨床薬理学部門に留学。大分医科大学（現：大分大学医学部）臨床薬理学教授，大分大学医学部附属病院長，大分大学学長補佐，国際医療福祉大学大学院教授（創薬育薬医療分野長），大分大学医学部創薬育薬医療コミュニケーション講座客員教授などを歴任。日本臨床薬理学会名誉会員（元理事長）・専門医・指導医，日本臨床精神神経薬理学会名誉会員（元会長），日本心身医学会功労会員・認定医・指導医，日本内科学会認定医。第 1 回昭和上條医療賞を受賞（2014 年）。2019 年秋の叙勲（瑞宝中綬章）を受ける。近著に『プラセボ学～プラセボから見えてくる治療の本質～』（ライフサイエンス出版），『医の「こころ」を磨く～点から線へ，線から面へ～』（南山堂），『これからのクスリとのつき合い方と薬の育て方』，『コミュニケーションは「やわらかな一・五人称」』（いずれもメディカル・パブリケーションズ）などがある。
中野重行 ONLINE（http://www.apmc.jp/）

「いのち」には、長《なが》さだけでなく、大《おお》きさと重《おも》さがある！

2020年3月23日 初版1刷発行

定　　価　本体1,400円（税別）
著　　者　中野 重行
発 行 人　吉田 明信
発 行 所　株式会社メディカル・パブリケーションズ
〒176-0023 東京都練馬区中村北1-22-22-102
TEL03-3293-7266 FAX03-3293-7263
URL http://www.medipus.co.jp/
印刷・製本　有限会社アイシー企画

落丁・乱丁はお取り替えいたします。　ISBN978-4-910239-01-9